うつ病の論理と臨床

Logic and Practice of Depression

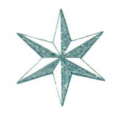

神庭重信 著
Kanba Shigenobu

弘文堂

目　次

序　論――本書の内容紹介を兼ねて――………………………1

第1章　下田執着気質論の現代的解釈…………………9
はじめに　9
1　執着気質論の誕生　10
2　執着気質，その後の発展　15
3　下田理論にみる先見性　18
　（1）躁うつ病の遺伝は，病前性格の遺伝に他ならない　18
　（2）誘因・執着気質・脆弱性が発症を決める　19
　（3）生体防御として神経衰弱反応が起こる　21
おわりに　24
補　遺　27
　（1）執着気質の時代とは　27
　（2）執着気質と現代　28

第2章　うつ病の行動遺伝学的構造………………………30
はじめに　30
1　38億年の出会い　31
　（1）脳の進化――社会・文化の形成――　31
　（2）こころの進化　33
　（3）うつの究極因に触れて　34

I

目　次

　　2　うつ病の生物学的論考　　36
　　　　(1)　うつ病のイデオタイプとしてのメランコリーの措定　　36
　　　　(2)　メランコリーの脆弱性と動因　　36
　　　　(3)　メランコリーの生物学的モデル
　　　　　　　　──その static 成分と dynamic 成分──　　37
　　　　(4)　性格，状況，そして情動認知スタイル　　40
　　　　(5)　性格の人間行動遺伝学　　42
　　　　(6)　遺伝子からみたうつ病の構造　　44
　　　　(7)　遺伝と環境の交互作用　　46
　　　　(8)　遺伝と環境相関からみた執着性格の形成と破綻　　46
　　おわりに　　49
　　補　遺──社会行動の生物学的基礎──　　54
　　　　はじめに　　54
　　　　(1)　社会脳の誕生　　54
　　　　(2)　社会脳とその発達における遺伝子・環境相関　　55
　　　　(3)　社会脳とマクロな環境　　57
　　　　おわりに　　57

第3章　うつ病の多様性と社会学的理解　　59
　　緒　言　　59
　　1　日本におけるうつ病プロトタイプの成立　　61
　　2　北米でのプロトタイプ　　63
　　3　メランコリア型大うつ病（DSM）をめぐる議論　　64
　　4　では内因性うつ病は単一概念か　　68
　　5　うつ病を予防する文化装置の消失　　70
　　6　非内因性うつ病の増加する社会　　72
　　7　文化神経科学からうつ病への接近を試みて　　73

まとめ　76

第4章　うつ病の文化論的理解……………………………………81
はじめに　81
1　うつ病の文化心理学的説明　83
　(1)　文化 – 高次精神の共同構成　83
　(2)　民族の性格とニッチの構築　85
　(3)　グローバル化と文化不均衡の時代　88
　(4)　文化混淆のマナー・文化装置の不在　89
2　文化神経科学から精神医学への接近　91
　(1)　言語や思考における文化の刻印　91
　(2)　知覚・注意機能の文化差　92
　(3)　社会認知の文化差　95
　(4)　文化アフォーダンスと時代に選ばれる病　96
　(5)　遺伝子と環境の共進化　98
おわりに　100

第5章　生物学的立場から臨床精神病理学を問う
　　　　──気分障害──……………………………………105
1　臨床精神病理学によせる期待　105
2　気分障害の生物学的構造　112
おわりに　115

第6章　うつ病の臨床精神病理学
　　　　──「笠原嘉臨床論集」を読む──………………117
はじめに　117
1　笠原・木村分類の構造　117

目 次

  2　DSMによるうつ病分類　119
  3　"若年者のうつ病"の分類　120
  4　ティーンエイジャーの退却型うつ病　122
  5　若年うつ病への対応　124
  6　復職準備という発想の先駆性　125
  7　笠原は抗うつ薬をどう用いたか　127
  8　笠原のうつ病論を読み終えて　129
 おわりに　132
 資料　うつ状態分類表（笠原・木村分類）　134

第7章　精神科診断のための面接とうつ病の初期面接 ……………… 137

 Ⅰ　精神科診断のための面接 …………………………………………… 137
 1　診断面接とは　137
 2　診断面接を上手に進めるには　138
  (1)　最初の接触に成功すること　139
  (2)　患者が話したいこと，医師が聞きたいこと　140
  (3)　不確かさのなかにいつづける　141
  (4)　言葉は近似表現である　141
  (5)　言葉を補完するコミュニケーション　142
  (6)　医師‐患者関係の基本を伝える　143
  (7)　患者に好意をもてないとき　144
  (8)　自ら診療を求めていないとき　144
  (9)　患者が医師と親密なとき，医師に影響力をもつとき　145
 3　面接と診断のプロセス――精神疾患を診断する――　145
  (1)　医学モデルにおける診断の検証　145
  (2)　精神疾患における診断　146

（3）コア・アセスメントとフォーミュレーション　147
　　（4）面接の終わりは　148
Ⅱ　うつ病の初期面接……………………………………………………149
はじめに　149
1　「先生は話を聞いてくれますか」と訴えた
　　うつ病の患者　150
2　鑑別診断の第一歩　152
3　主疾患と併存疾患の診断を確定する　154
4　うつ病の情況分析──個人史をイメージする──　156
5　患者のフォーミュレーションを作成する　157
6　治療を開始してからの面接　158
7　症状が軽快してからの面接　161
おわりに──Negative capability という能力──　162

第8章　抗うつ薬の薬理学とうつ病の薬物療法 ………… 166
1　抗うつ薬の薬理学──自家薬籠中の薬を作るために──　166
　（1）抗うつ薬の種類と薬理学的特徴　168
　　A．三環系抗うつ薬とその類似薬　168／B．選択的セロトニン再取り込み阻害薬　172／C．選択的セロトニン・ノルアドレナリン再取り込み阻害薬　172／D．重症なうつ病に対する SSRIs および SNRIs の効果　173
　（2）抗うつ薬の主要な副作用　174
　　A．脳内ヒスタミン H_1 受容体阻害による副作用　174／B．ムスカリン受容体阻害による副作用　174／C．脳内 α_1 受容体阻害による副作用　175／D．その他の副作用　175／E．SSRIs に比較的特徴的な副作用　175／F．治療開始初期の不安，焦燥感など　176／G．セロトニン症候群および悪性症候群　176／H．断薬症候群（discontinuation syndrome）　178

（3）身体合併症をもつ患者への抗うつ薬療法　178
　　　　A．心血管系疾患を合併している場合　179／B．神経疾患を合併している場合　180

2　うつ病の薬物療法　180
　　（1）治療初期：治療同盟，診断，治療の導入　181
　　　　A．薬物反応を悪くする因子　184／B．精神療法的配慮　186／C．抗うつ薬の切り替えと抗うつ効果増強療法　186／D．改善のモニタリング　188
　　（2）治療中期：治療者の negative capability　189
　　（3）治療後期：社会復帰を進める　191
　　（4）再発予防のための薬物治療　193
　　　　A．継続療法（continuation therapy）　193／B．維持療法（maintenance therapy）　194／C．リチウムの再発予防効果　195
　　（5）特別な配慮が必要なうつ病エピソード　195
　　　　A．精神病症状を伴ううつ病　195／B．児童・思春期のうつ病　196／C．高齢者のうつ病　196

第9章　うつ病の生物学
　　　　——モノアミン仮説を越えた展開——……………200

はじめに　200

1　ストレスは海馬を傷害する　201
2　うつ病のサイトカイン仮説　204
3　遺伝子と環境に介在するエピゲノム　205
4　うつ病の遺伝子研究　206
5　うつ病の生物学に残されている課題　208

目　次

あとがき……………………………………………………………………215

本書の構成と初出一覧……………………………………………………220

索　引（事項索引・人名索引）……………………………………………222

序　論——本書の内容紹介を兼ねて——

　うつ病はまぎれもなく生物学的な問いの対象でもある。であるならば，Mayr E の言うように，どのような機序でうつ病が起こるのかを解明する近因に加え，人はなぜうつ病になるのかという遠因（進化的説明）を考えることも欠かすことができない。

　筆者は，遺伝子・細胞レベルから神経生理学的現象・システム回路論にわたる近因の研究に加えて，"なぜ"を問う進化心理学の世界にも関心をもってきた。疾病を進化（系統発生）の視点から考えると，それは自然と個体発生（ontogeny）への関心をもたざるを得ない。継時性と内的連関を読み解く試みは，発達が，つねに変化する養育環境，そしてその背景となる社会・時代精神・文化的環境のなかで生起することへの配慮を求める。なによりも病前性格の形成から発症の誘因 - 状況を含めたうつ病構造の理解を進め，それを復帰支援へと応用することの重要性は自ずと明らかである。

　私は，診察室や企業の健康相談室で数多くのうつ病の治療に携わりながら，一方で気分障害の生物学的基盤の解明をめざして基礎的な研究に従事してきた。また，より有効な治療薬の開発をめざして臨床研究にも幾たびか参加したことがある。こうした経験のなかで，生物学の対象として，つねにうつ病の明確な輪郭と定義を求めてきた。しかし精神疾患は実体が未知であり，対象を捉える手段が精神病理学である以上，この精神病理学にも無関心ではいられなかった。本書はこうした筆者の過去 10 年にわたる論考と研究と経験のなかで折々に考察を繰り返し纏めてきた 10 編の論文を載せた論文集である。今回の論文集の出版に当たり，各論文はぎりぎりまで改訂を重ね，新たな情報や考察を書き加えた。

　従来，うつ病と言えば，内因性うつ病が主たる対象であり，メランコリア

（DSM）の症状を伴い，焦燥感が強く，自殺の危険は高いものの，静養と精神療法に抗うつ薬療法を組み合わせることで，比較的良く改善するのが常であった。周知のように，患者はもっぱら中高年であり，几帳面で責任感が強く，仕事熱心で，規範的・模範的であると賞賛される人たちである。その性格特徴は，メランコリー親和型あるいは執着気質と呼ばれる。

　執着気質とは，これも周知のようにかつて九州帝国大学教授であった下田光造（1941）により，うつ病や躁病を一元論とする「躁うつ病」の病前性格として抽出されたもので，偏執，熱中・熱狂，強い正義感を3徴とする性格のことである。厳密に言うと，（単極性の）うつ病に限った病前性格ではないが，これらの特徴を弱力化し，それぞれ強迫，几帳面，真面目に置き換えると，Tellenbach Hのメランコリー親和型に近接する。

　私は，九州大学精神科に赴任したのち，医局に残された文献と伝承とを頼りに，下田らの業績を調べ直し，その現代的意義を問い直したことがある。それが第1章「下田執着気質論の現代的解釈」である。彼の理論の傑出した点は，病前性格から病相へと進展する構造の発見にある。すなわち，内因と呼ばれてきた生物学的基盤を揺るがすほどの心因が生まれる機序に，自らの性格が関与することを言及したことに他ならない。性格を舞台として，この内因と心因とが相互構成的に病相を形成する，という解析は，病前性格論では下田の先をいくKretschmer Eにおいても見事に欠失している。下田学派の先見性はこの当時世界に類をみないのである。

　さて内因は，その後神経生物学的研究においては，脳の脆弱性と呼び換えられ，遺伝子レベル，細胞レベル，回路レベル，脳局在レベルで研究が行われてきた。これらの神経生物学的研究の一端を第9章「うつ病の生物学——モノアミン仮説を越えた展開」にまとめた。これは，松下正明，加藤敏とともに編集した『精神医学対話』（弘文堂）に寄せた原稿の内容を新たにし，さらに最新のエピジェネティックスの知見を盛り込んだものである。生物学の知見は，次々に報告されては，その多くはいずれ退場していく。そのため，本章では，読者が生物学的研究の方向と今もって未解決な問題について整理

することを目的とした。

　脳の発生・発達に遺伝子がどのように作動するのか，という分子生物学の研究はやがて，環境からの入力（感受性期を問題として）の大きいことを見いだし，精神・行動の表現型を，遺伝子・環境相関を問題として語るようになってきた。第2章「うつ病の行動遺伝学的構造」は，執着気質の形成と破綻における環境との交互作用から，うつ病の解剖を試みたものである。これは広瀬徹也と内海健によって主催されたワークショップ（2003年）において発表した論文である。前半では，私が傾倒している進化心理学の知見を導入して，脳の進化と文化・社会環境の急速な変化との不一致に精神疾患の発生する可能性を提示し，霊長類における「うつ」のもつ意味を考察した。そして後半では，気質に関わる遺伝子がいくつか見つかってきたこと，さらにはその遺伝子と環境との相互作用から，大うつ病と定義されるうつ状態の発症が説明できるというニュージーランド島，Dunedin市で進行しているbirth cohort研究の輝かしい成果を紹介した。このとき既に私は，環境における文化の役割の大きいことを認め，これについての考察を開始していた。

　今日増えているうつ状態の患者は，先に述べたようなうつ病中核群（日本でのプロトタイプ）だけではなさそうである。むしろ若年者に目立ち，環境変化に対して上手に適応できず，"苦悩の表現 idiom of distress" としての抑うつ症状を訴えて医療機関を訪れている人たちである。従来であれば，心因性うつ病や抑うつ神経症などと呼ばれたであろううつ病周辺群である。DSM-5で診断するなら，まれにうつ病に該当するとしても，大半はうつ病の診断を満たさない閾値下の「他の特定される（あるいは特定されない）うつ病」か「適応障害」であり，ときに「持続性抑うつ障害（気分変調症）」や「不安症群」など，さまざまな診断名が下されるだろう。このような若年者におけるうつ病・うつ状態の増加は，社会問題ともなり，マスコミでも"いわゆる新型うつ"や"現代型うつ"などとして，しばしば取り上げられている。

　時代に応じた症候や診断，治療を最適化するためには，時代的な変容，例えば企業文化，社会経済構造，民族のパーソナリティを考える必要がある。

日本は近年，経済的・社会的・文化的に激変の時代を迎えた。若年者のうつ病・うつ状態の治療もそれにつれて変化することを余儀なくされている。

　第3章「うつ病の多様性と社会学的理解」では，なぜうつ病像が変わったのか，今どのような治療が求められているのか，を日本社会の変化を読みながら考察した。その導入として，そもそも私たちにとって典型的なうつ病とはなんだったのか，なぜプロトタイプが広く共有されたのか，それがどのように変わってきたのかを紹介した。

　社会全体の潮流が秩序志向性ではなく，自己の利益を既成秩序にとらわれずに追求する方向——近代以降の資本主義社会がまさにそうである——に向いている場合には，執着気質やメランコリー親和型は成立しにくいだろう。市川秀夫が指摘したように，特に1960年代以降に生まれ，1970年以降の消費文化を存分に取り込みながら育った若者たちあるいは彼らの子どもたちは，この伝統的な規範意識を内面に取り入れることは困難であったと思われる。

　樽味伸は，こうした若年層の"うつ病"患者の一部に見られる性格をディスチミア親和型と名付けた（樽味2005）。これは，従来から言われている退却神経症（笠原嘉），逃避型抑うつ（広瀬徹也）と重なる気質をもっている。病前性格が特徴的で，自己自身（役割ぬき）への愛着が強い。一般的に，若年とは，誰もが多かれ少なかれ自己愛的で他罰的であることを特徴とする。規制秩序への否定的感情と漠然とした万能感こそが，時代の革命を起こしてきたのではなかろうか。これはヒトの進化心理学の問題としてきわめて興味深いことであるが，ここで問題としているのは，万能感，ナルシズムの適応的抑制の未習得であり，規範に対して"駄々をこねる"という程度の未熟な心理である。さらに，もともと仕事熱心ではなく，もともとそれほど規範的ではなく，むしろ規範に閉じこめられることを嫌い"仕事熱心"という時期がみられないまま，常態的にやる気のなさを訴えて"うつ病"を呈することがある。その傾向の全国的な増長は日本の文化的背景と無縁ではない。

　治療者も周囲の者たちも，ディスチミア親和型に代表される患者を「うつ

病」と診断し，従来のうつ病治療を提供することに何らかの抵抗を感じるであろう。Hayek FA von が『感情秩序』で書いているように，それは集団として飢餓と隣り合わせに生き延びてきた人類の脳が獲得した"抜け駆けを許さない"部族社会の心性である。彼らが集団から得られる支援は，執着気質者のそれとは自ずと違いがある。

　しかし樽味は，そのような皮肉な視線は，本来，疾患分類に関する学問論争にこそ向けられるべきであり，受診者に向けられる筋合いのものではない，と主張した。そして，従来の内因性うつ病とは違う別の診断枠を精神病理学的に耕す必要があると考えたのである。

　章は飛ぶが，第6章「うつ病の臨床精神病理学」は，うつ病の臨床精神病理学でつねに私たちを先導してきた笠原嘉の論文集を精読し，笠原が，うつ病・うつ状態をどのように考え治療してきたか，を私なりに読解し纏めた批評文である。若年者のうつ状態の精神病理学的考察は笠原に始まると言っても過言ではない。その洞察は今日の議論にも共通している。彼らを大きな括りに入れるならば，葛藤反応型ということになろうが，その葛藤の内容には，時代の違いを見ることができる。

　かたや樽味のディスチミア親和型症例からは，葛藤と呼べるような心の動きは読み取れない。彼らの葛藤を回避する生き方自体に，うつ病の病像を見ることができる。笠原も，若年者のうつ（病）を単純に葛藤反応型に分類してはいない。「今後の考察が必要である」として，"その他"に仮に配置している。笠原の期待いや予想どおり，若年者のうつ病・うつ状態が，今日では大いに議論されるようになった。

　この書評論文に先立つ章（第5章）として，笠原嘉と鈴木國文が企画したセミナーで，生物学的研究者の立場から，私がうつ病の精神病理学を語った講演の梗概を載せた。笠原論文集への評論の思想的背景を知っていただきたいと思う。振り返ってみると，既にこの時期に，第2章の論文の骨子はほぼできあがっている。

　さて第4章「うつ病の文化論的理解」に戻るが，これは，社会経済変動の

影響がうつ病・うつ状態の様相にどのように及んだかを考察した論文である。1991年以降バブル経済が崩壊し，同時にグローバル化とIT化の波にも後押しされ，職場の共同体的雰囲気が急速に失われていった。どの組織も生き残りをかけて自由競争のなかで目的を追求する，優勝劣敗の時代へと姿を変えた。企業からは，新人社員たちを以前のようにゆっくりと時間をかけて手厚く育成する体力がそげ落ち，作業のIT化と並行してマニュアル化された短期間の研修で即戦力となることを求められるようになった。社会心理学で言うところの"正統的周辺参加"の消失である。

以前であれば，執着傾向の者は，ゆとりある職場で，自らと企業とを同一化し，適応を条件付けられるかたちで，ますますの執着気質を知らないうちに強化していったに違いない。これが本来の自生的な執着気質の形成である。やがて職責も大きくなり，勤勉な努力が心身の過労を招くとき，その結果が徒労に終わるならば，あるいは無事に荷を降ろせたとしても（このため管理職や中間管理職などの中高年が多かったのだが），うつ病が好発したに違いない。職場から一方的に執着気質的行動を押しつけられてできる「職場結合型」（加藤敏）と違うのは，本人にとり自我親和的な強化が働いていたかどうかである。

集合主義的文化と個人主義的文化とが衝突しながら混淆しつつある今日，文化混淆のマナーの欠如，あるいは"家族的経営の廃止"に見るような文化装置の喪失にこそ，うつや自殺の急増を説明できるのではないかと考えた。

話は変わるが，日本社会全体で，若年者に対する社会参入の圧力が弱くなったように思う。それは，不登校，引きこもり，ニートなどの現象と無関係ではない。その社会の文化がアフォード（文化アフォーダンス）する精神と行動があると思う。飢えることのない社会で拒食症が生まれ，戦場に送られる心配のない社会でヒステリー（運動性転換）が目立たなくなる。一方で，社会参入圧の低下は，精神病性障害の脆弱性をもつ者たちを発症から守っている（軽症化させている）可能性がある。うつ病に話を戻すならば，うつ病が責任感の強い者の，同情すべき過労の病として理解が広がった文化で，人々はうつ状

態へと導かれる。このことは，かつての神経衰弱とよく似ている。夏目漱石の時代，当時の知識人が侵される病は神経衰弱であるとされ，神経衰弱にならないようでは一人前ではないとすら言われた。

　さてうつ病の治療である。

　第8章「抗うつ薬の薬理学とうつ病の薬物療法」は，抗うつ薬をいわゆる"自家薬籠中の薬"とするための覚え書きである。ここでは三（四）環系抗うつ薬の薬理学的特性（なかでも副作用）にかなりの紙面を割いた。それは，新規抗うつ薬のいずれもが三環系抗うつ薬を出自として合成されたものであるから，三環系抗うつ薬の知識を基本として身につけることで，新規抗うつ薬をより適切に使うことができると思うからである。しかも，新規抗うつ薬で改善しないうつ病が，三環系抗うつ薬で良くなることも少なからずある。うつ病を診る精神科医は，三環系抗うつ薬を使いこなせなければならないと思う。

　一方，心因性要素の強い患者の治療を考えるならば，内因性うつ病への治療，つまり，十分な休養と薬物療法に終始する治療は，患者の役割（medical sick roll）や自己愛傾向を磨き上げてしまう可能性も考えておかなければならない。急性期の抑うつ症状の緩和に薬物を用いることはあっても，目の前の問題解決を支援しつつ，新たな目標を設定し，それを達成することを援助する介入が必要である。同時に，徐々に自己を見つめ，長所を伸ばし短所を成長させていくような精神療法に力点を置かなければならない。つまり症状を取り除く身体医学的な治療から，「成長」を促す心理的な助言へウェイトを移したほうがよい患者がいる。急性期の症状が和らいだときに，このことを見極めていくことが大切なのだと思う。軽度発達障害を多く診るようになった昨今の外来では，成長を促す診療はさほど抵抗のないアプローチなのではないだろうか。

　第7章「精神科診断のための面接とうつ病の初期面接」は，薬物療法を専門としてきた私の面接と精神療法の姿勢について紹介したものである。むろん精神療法家が，膨大な心理学を学び，精緻な臨床を積み上げて始めて語る

面接とは深さにおいて比較にならないと思う。しかし精神療法を抜きにして，うつ病論を閉じることはできない。批判を承知の上で紹介してみたい。

　本書は，遺伝子，分子，細胞，回路，脳という生物学の対象と，環境は言うに及ばず，従来は心理学の対象と見なされてきた時代精神・文化をも射程に入れて，うつ病の意味，発症過程を描き出そうとする多元論的精神医学の試みに触れた諸論文をまとめ，それに筆者が考える薬物療法のコツと精神科面接の要点についての論文を併せた内容になっている。この論文集をもって，これまでのうつ病への接近にひとまず終止符を打ちたい。

第1章

下田執着気質論の現代的解釈

はじめに

　下田光造は躁うつ病の病前性格を執着気質とよんで定式化した。Kretschmer E による循環気質の提唱と同時代のことであった。彼は，どのようにして執着気質に目をとめ，躁うつ病と執着気質との連関性を推論し，実証していったのだろうか。彼と弟子たちの論文，その他の資料を手掛りにして不朽の業績が生まれた歴史を辿ってみた。その作業の過程で，下田が躁うつ病の本質に迫る数々の洞察に達していたことを知った。例えば彼は，躁うつ病の遺伝は病前性格の遺伝に他ならないと推定していた。またこうも言っている。過剰な心身の労苦が神経衰弱を招くのは生体防御反応であり，これは誰にでも起き得る生理的現象である。しかし執着気質では，この生体防御反応が起こらないために躁うつ病に至ってしまう。つまり下田は，執着気質と躁うつ病との内的連関性を直截に見抜いていたのだ。さらには，躁うつ病が発症するかどうかは，脆弱性とストレス負荷とを変数（脆弱性ストレスモデル）として説明できると考えていたようだ。本章では，これらの学説を詳しく紹介しつつ，分子遺伝学および行動遺伝学の視点から，下田理論の今日的解釈を試みた。

1　執着気質論の誕生

　下田光造は，いつ頃そしてどのようにして執着気質を見いだしたのだろう。今となっては正確なことはわからない。少なくとも，下田が慶應義塾大学時代に著した教科書『最新精神病學』（下田光造・杉田直樹著，克誠堂書店，初版大正 11 年〜第三版 15 年 12 月）[24]には，執着気質らしき記載がない。Kretschmer の『体格と性格』の原著[14]は大正 10 年（1921）に刊行されているが，教科書はこれについても触れていない。下田は大正 15 年に九州帝国大学へ移るので，彼の着想はおそらくこの時以降のものであったのだろう。

　当時 Kretschmer の他にも，Abraham K や Lange J など，気質と疾患との関連に目を止めた精神医学者はいた。しかし，気質と疾患との内的連関を見抜き，気質を発生的疾患構造の枠内に組み込んだのは下田が初めてであったと思う。あらためて『体格と性格』を読むと，Kretschmer ですら循環気質と躁うつ病とは程度の違いである，としか理解していなかったことがわかる。以下に順次明らかにしていくように，下田理論にみる数々の洞察は時代を超越したものであった。

　下田理論の萌芽が初めて現れるのは昭和 4 年（1929），異常児論[25]においてである。「偏執（ヘンシツ）的性格は，偏執病または躁鬱病と称す精神病者の平素の性格に一致する性格である」との記載がある（注：以下引用文は現代漢字かな使いに書き換えた）。この時は偏執的性格という呼び方をしているが，この呼び名が偏執病（妄想症 Paranoia）と誤解されやすいというので，後に執着気質と呼び変えている。呼称のことは後でまた触れるとして，ここでは，下田が児童において既に執着気質を見いだしていたことは，"気質の遺伝規定性"を考える上で興味深いことである，とだけ言っておこう。

　次に下田の 1932 年の論文[26]をみてみよう。九大精神科では数年来，人の性格を 5 型〔筆者注：てんかん的性格，ヒステリー的性格，奇矯的性格，偏執的性格，内向的性格〕に分類し，診療の実際に応用して便利である，と当時の診療の様

表1 執着気質の特徴

1. 仕事に熱心，凝り性，徹底的，正直，几帳面，強い正義感や義務責任感，誤魔化しやズボラができない
2. 他人からは，堅実人，模範青年，模範社員，模範軍人とみられる
3. 発明発見に適した性格でもある
4. 他の義務責任，自己の権利に向かうと，厄介な紛争者，狂信者，熱狂者ともなる

子が紹介されている。つまり下田は執着気質をただ見いだしたのではなく，地道に症例を積み上げて解析した結果として確信に至ったのであろう。

下田が1932年に台湾で行った講演の記録が残っている[27]。ここには，「初老期鬱憂症は一定の体質に発する……〔中略〕。私の教室では，この性格を偏執的性格と名付けている」とあり，その具体的な特徴が記述されている（表1）。Kraepelin Eの時代，退行期メランコリーと躁うつ病の異同が盛んに議論されたことは周知のことであろう。下田もこのテーマを追求していたらしく，講演の後半では，初老期鬱憂症と躁うつ病との間には移行型があること，したがって両者ともスルフォナールを用いる持続睡眠療法で良くなると述べている。しかしここで特筆すべきは，本講演において，初老期鬱憂症と単純型神経衰弱とは違う疾患であり，その違いを作るのは，鬱憂症の病前性格の特殊性に他ならない，という下田理論の根幹をなす概念が語られていることである。

さて弟子の中脩三（後の臺北帝大初代教授，九大教授）は，「近頃Kretschmerの気質論が広く承認され，すべての性格を『チクロイド』と『シツオイド』の二方向をもって解決せむとする傾向が顕著である」と手厳しく，さらにチクロイドは正常健康な気質であり躁うつ病の発症とはなんら直接的関係はない，とKretschmer仮説を真っ向から批判した[20][21]。彼はまた，躁うつ病と初老期鬱憂症に共通して偏執的性格があることを示し，このことを根拠として，躁うつ病と初老期鬱憂症の類似性を主張している。

躁うつ病を対象とした病前性格の実証的研究は，同じく下田門下生の一人であった王丸勇（後の久留米大教授）を中心に進められた。彼は当時の福岡醫

科大学雑誌[22]で，次のように述べている。

> 演者はなお躁鬱病患者20名，早発性痴呆患者19名の発病前性格を比較して，熱中性性格の躁鬱病に特有なること，而してこの熱中は感情亢進にもとづくものなることを述べ，〔中略〕その躁鬱病患者発病前に於いては，反撥性性格に乏しく，この点は神経質患者との鑑別点となり得る事を主張せり……。

さらに執着気質は，向笠廣次を中心に進められた研究により，その特徴が一段と明らかにされる[18][19]。向笠は，執着気質と循環気質に関連する14の特徴を抽出し，躁うつ病と初老期鬱憂症の患者および健常者を対象として，群間の特徴を比較し，躁うつ病との親和性において執着気質が循環気質に勝っていること，躁うつ病と健常者を最も明確に区別する特徴は熱心・徹底的・律儀であることを明らかにした（図1）。また同時に行った患者の両親・同胞の調査からは，執着気質が遺伝的に規定される性質をもつことが示唆されている。これらの結果は，躁うつ病の遺伝は執着気質の遺伝に他ならない，と考える下田理論の重要な根拠となったに違いない。

向笠はまた，模範的な人として褒められる執着気質の持ち主は，強い正義感や責任感が他の義務責任や自己権利に向かうとはなはだ厄介な人物ともなり得るので，いわゆる紛争者，狂信者，熱狂者にはこの性格人が多い，と執着気質の負の側面にも言及している。これは，この気質が単なる強迫ではなく，"偏執"と呼ぶ方が相応しいということを言っているのだ。当初下田が"偏執的"という言葉を迷わずに選び取ったところに，彼がみていた執着気質の本質が既に暗示されているとは言えないだろうか。

向笠はこれらの結果を第39回日本精神神経学会（1940）にて報告する[17]。これに対して東北帝大精神科の丸井清泰が，下田教授の言う執着気質とはいかなるものか，またこの性格をもって躁うつ病の発症機序をいかに説明しようとしているのか，と質問に立つ。丸井教授に対する回答として，下田光造自らが筆を執ったのが，「躁鬱病の病前性格に就いて――丸井教授の質疑に対して――」と題する歴史的な論文（1941）である[28]。その要点をまとめると

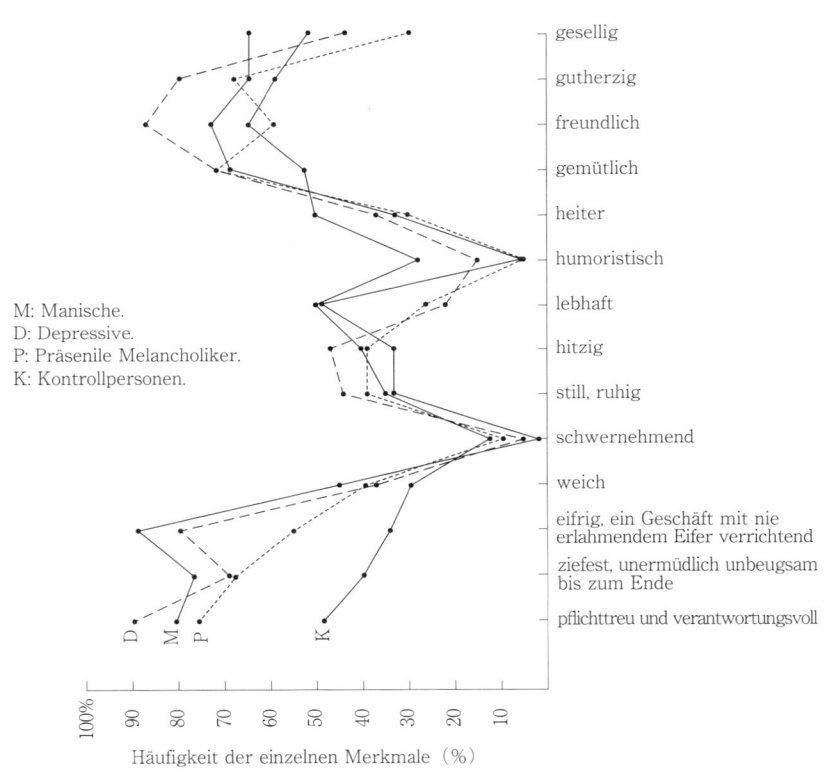

第1章　下田執着気質論の現代的解釈

M: Manische.
D: Depressive.
P: Präsenile Melancholiker.
K: Kontrollpersonen.

gesellig
gutherzig
freundlich
gemütlich
heiter
humoristisch
lebhaft
hitzig
still, ruhig
schwernehmend
weich
eifrig, ein Geschäft mit nie erlahmendem Eifer verrichtend
ziefest, unermüdlich unbeugsam bis zum Ende
pflichttreu und verantwortungsvoll

Häufigkeit der einzelnen Merkmale（％）

下の3項目，すなわち①熱心，熱意が薄らぐことがなく，仕事に打ち込む，②終えるまで一途，飽くことのない頑固，③律儀，責任感が強い，において，躁鬱病患者と健常者との差が最も大きく現れていることがわかる。

図1　躁病，鬱病，初老期鬱憂症，健常者での性格特徴の比較[19]

表2のようになる。

　この論文は，2000字にも満たない簡潔なものであった。そのため後年，下田が大論文を書き残さなかった不思議が取りざたされるが，既に紹介してきたように，下田とその門下生たちは堅固な実証的研究により執着気質論を完成させてきたのであり，弟子たちの数多くの原著論文や学会抄録にその研究活動の軌跡をみることができる（例えば，中脩三の1935年の論文[21]はB5判110頁にもおよぶ長大なものである）。であるから，下田は多くを書き残す必要を感

13

表2 下田執着気質論の要点

1．躁うつ病に特有な病前気質
2．執着気質は遺伝子の純粋表現型
3．気質の特徴は感情の持続的緊張
4．この気質では，感情の持続的緊張が中枢感情装置を疲弊させる
5．感情装置の過敏状態の表れが，病的な爽快，憤怒，沈うつを生む
6．爽快となるか沈うつとなるか人により異なる理由は不明

注）中枢感情装置（zentraler Affektapparat）として，下田は視床を想定していたらしい。

じなかったのであろうし，そこにはまた，下田が孤高の学者としてあったのではなく，弟子たちと一体となって研究を遂行した指導者型の学者であったことが読み取れる。

下田は九州帝国大学を1945年に退官し，福岡を離れ米子医科大学へと移る。そしてその4年後に，追試とも言える米子での研究を報告する[29]。対象は，躁鬱病7例，躁病5例，鬱病80例の合計92例（うち男性50）であった。病前性格は，執着気質が86例（93.4％）を占め，その内訳をみると，執着・循環が38例であり執着・内向が48例である。下田が執着気質を，執着・循環と執着・内向とに分けて解析したのも，この論文が初めてのようであるが，残念なことに執着・内向が備えていた特徴は詳述されていない。この研究では，躁鬱病（初老期鬱憂症を含む）を主たる対象とした九大での研究と異なり，87％が鬱病と分類されていることが注目される。はたしてどのような鬱病をみていたのかは不明である。また当時は躁鬱病一元論が支配的であり，双極性障害を独立した疾患としては捉えていなかった。したがって，研究により対象群に占める双極性障害の割合はまちまちであったに違いない。ともあれ，双極性障害から単極性障害へと対象が移行するにつれ，病前性格の特徴として，偏執・熱中性が褪せ，執着・内向性がより濃くなったようである。この執着・内向と分類された性格は，後のTellenbach Hのメランコリー親和型[32]あるいはEysenck HJの分類で言うneuroticism（神経症傾向）に類似したものではなかろうか。

この論文でさらに瞠目すべきは，下田が「私は躁鬱病発作は疾病逃避（正

しく言えば疾病への逃避）反応と考えたい」と述べていることである。また彼は、「定型的症例では、ある期間の過労事情（誘因）によって睡眠障害、疲労性亢進をはじめ数多くの神経衰弱症候を発するが、これは生物学的には自己保存のための疾病逃避である。正常人では、情緒興奮性が減退し、活動欲消失が起こっておのずから休養状態に入る。執着気質者は、特有の感情興奮性の異常により、疲労に抵抗して活動を続け、ますます過労に陥る。この疲労の頂点において、多くはかなり突然に発揚症候群または抑鬱症候群を発する」、と考えていた。

この「多くはかなり突然に」という観察は重要である。心因性うつ病が、心身の過労とともに、徐々にそして連続的に発症していくことが多いのに対して、いわゆる内因性うつ病では、同じように過労のなかで"神経衰弱徴候"を悪化させていくのだが、あるとき変節点をもって急激な重症化をみせるのではなかろうか。この変節点を生むのが狭義の内因なのかもしれない。第2章「うつ病の行動遺伝学的構造」（30頁）でさらに触れることになるので、ここでは臨床的に内因性うつ病を診断する上で「突然の悪化」という特徴が重要な手がかりとなる、とだけ言っておく。

2　執着気質、その後の発展

下田執着気質論は、ここにおいてほぼ完成をみる。彼はこの論文を最後にして、その後執着気質論を展開させた形跡がない。そして10年近くの間をおいて京都大学の平沢一が「うつ病にあらわれる『執着気質』の研究」と題する論文[8]を発表する。

平沢は、うつ病を対象とした。彼は、うつ病者には、下田が強調した熱中・熱狂の傾向を認めず、もっぱら几帳面・仕事熱心というanankastischな側面が強く、Kielholz Pの疲弊うつ病の病前性格に近いと議論している。ここで平沢が注目した特徴は、下田が執着・内向気質として分類した一群に類似していると考えることはできないだろうか。

ふり返ってみると，下田とその門下生たちは，執着気質における偏執，熱中・熱狂，強い正義感の3要素の重要性を強調していた。そしてこの特徴こそが，Kretschmerの循環気質とも，Kielholzの疲弊うつ病の病前性格とも，Tellenbachによるメランコリー親和型とも，そして近年の研究で指摘されることの多いEysenckのneuroticismとも異なっている，ということだ。それは何故なのか。みていた対象が違うのか，時代・文化背景が違うのか，確たる理由は明らかではない。

話は横道にそれるが，Kretschmerによる循環気質は，躁うつ病の精神病的な基本症状をより軽い程度に反映する性格特徴として取り出されたもので，彼は，正常範囲内のものを循環気質，より病気に近いものを循環病質とよんだ。基本的な特徴として社交的，善良，親切，情味深いがあげられ，ありかたとしては"環境と共鳴してそれに溶け込む傾向"ということができる。この基本的特徴の上に，軽躁性の成分である，明朗，ユーモア，活発，激しやすいというものと，陰うつ性の成分である，寡黙，平静，陰うつ，気が弱いというものがそれぞれの例でさまざまな比率で混合して現れる。環境と共鳴する方向は他を拒否したり是正しようとしたりせずに，現実主義的に周囲の環境に適応しそこに溶け込み，ともに生き，ともに感じ，ともに苦しむという方向の生活のあり方を形成する。

執着気質と同様に"秩序"を維持することが生き方となるのがメランコリー親和型である[9]。メランコリー親和型とは，うつ病者の病前のあり方であり，かつうつ病者が構成する状況のあり方である。すべての身の回りのことをきちんと整理整頓しておくという意味での"秩序"が生活の根本原理となっている。これは具体的には"几帳面"として現れ，仕事の面では，たくさんの仕事をいつもきちんと仕上げようとし，対人関係の面では，つねに他人に尽くすことで調和の取れた対人的秩序を作ろうとする。そして，自分の作り上げた秩序圏においてのみ，安心して行動でき，その秩序圏の外側は彼らにとっては不確かなものであるために，自らの領域の限界を超えることを極力避けようとし，自らの秩序に固着する。その秩序を維持するために，彼らは非常

に良心的であり，仕事の面での落ち度や他人に対して責を負うことに対して過度に敏感である。

　ここで，執着気質の基本要素である偏執を強迫に，熱中・熱狂を几帳面に，そして強い正義感を真面目に置き換えてみよう．すると，執着気質はTellenbachによるメランコリー親和型へと姿を変える．いずれも，うまく機能しているうちは社会から重宝がられるタイプの性格特徴である．

　ところがneuroticismともなると，強迫性が失せ，その結果，防衛機制が弱化し，不安，葛藤，内向性が圧倒してしまうのである．

　その後本邦では，病前性格における精力性，弱力性，強迫性，未熟性が躁うつ病の病相出現や症状形成とどのように関係しているかなどをめぐり，精神病理学の諸家による議論が盛んに行われた[13][31]。目を海外に向けると，ドイツではZerssen D von[33]が，スイスではAngst J[16]が，それぞれに病前性格の実証的研究を精力的に進めた．そのほかにも病前性格の研究は膨大を極め，今日では，拡大されたうつ病概念である大うつ病（DSM）の大半がneuroticismと関連することはほぼ間違いないと認められている．一方で，双極性障害の病前性格をめぐる議論はいまだに一致をみていない．

　さて話は変わるが，執着気質の海外への紹介は，下田の愛弟子の一人新福尚武（のちの鳥取大ならびに慈恵医大教授）ら[30]により行われた．下田はかねて，感情亢進が長く持続するという，執着気質に特有な性質を訳語にあててImmodithymie（のちにImmobilithymie）と名付けていた．この論文が与えた影響には大きなものがあったようだ．気分障害の病前性格を論じた論文では，今もって下田のImmodithymiaが紹介されることが珍しくない[16]．またTellenbachはメランリー日本語版への序文[32]において，「彼（下田）が執着性格と名づけたのと同じ性格をとらえたということが私の書物の重要な成果のひとつとなっている以上，私は下田教授とその門下の方々，それに日本の読者の方々に心からの挨拶を送る義務を負っている」と述べている．

3　下田理論にみる先見性

この度,あらためて下田光造の業績を通読して,私なりに気付いたことがある。それは,"執着気質の発見"の陰になってしまい,これまで余り注目されてこなかったことであるが,躁うつ病の本質に迫るいくつもの重要な仮説を下田が提唱していたということだ。具体的にあげるならば,①躁うつ病の遺伝は病前性格の遺伝であり,気質こそが遺伝的に決まっている。②躁うつ病の発症は誘因と易発症性の関係で決まる。③心身の疲労が神経衰弱を招くのは生体防御反応であり,これは誰にでも起き得る生理的現象である。ところが執着気質では,この生体防御反応が起こらずに躁うつ病に至ってしまう。以下では,これらの言説に今日的解釈を加えていく。

(1) 躁うつ病の遺伝は,病前性格の遺伝に他ならない

双生児研究,養子研究,家系研究などの遺伝学的手法を用いた研究の結果,neuroticism を含めて気質の各要素は,およそ50％は親から確率的に受け継がれた遺伝によると推定されている。つまり残り50％程度が非遺伝的要因,すなわち環境と誤差によると考えられている。しかも環境は,ほとんどもっぱら同じ家族ですら共有しない非共有環境,すなわち同じ親に育てられても,一人一人が異なって経験するような個性的環境によるという。すなわち,親の neuroticism 的な行動を子どもが学習してしまうのではなく,親の neuroticism を生むような遺伝子の影響の方が確率的に大きいと考えられるわけである。

1996年に,人格傾向に関与する特異的な遺伝子が決定されたという注目すべき報告[1][3]がなされた。一つは,認知や感情と関連の深い大脳皮質や辺縁系に多いドーパミン D_4 受容体 (DRD_4) 遺伝子の多型と新奇性追求との関連である。人格を TPQ 質問紙を用いて調査し,それぞれの個人の DRD_4 の多型を調べたところ,新奇性追求得点の高い個人は,DRD_4 遺伝子の第3エクソンの繰

り返し配列の数が有意に多く，さらにこの関連は，遺伝子型が異なる同胞対で比較した結果でも確認され，信頼性が高いことが示された。加えて，NEO質問紙を用いた同様の研究では，外向性得点の高い個人は繰り返し配列の数が有意に多く，誠実さ得点の高い個人は繰り返し配列が少ない傾向にあり，新奇性追求と外向性との間に正の相関が存在することを報告している。われわれも日本人を対象とした研究で類似の結果を確認している[23]。

他にも，セロトニン・トランスポーター（5-HTT）遺伝子の多型と不安・抑うつスコアとの関連が報告された[15]。5-HTT遺伝子にはその5'プロモーター領域に44塩基対の長さの異なる二つの対立遺伝子（長い方をL遺伝子，短い方をS遺伝子と呼ぶ）が存在する。*In vitro*の研究であるが，これらの遺伝子を培養細胞に発現させると，S遺伝子では，L遺伝子に比べて，トランスポーターの量が少なく，セロトニンの取り込み機能が低いことが明らかにされた。しかもNEO質問紙を用いた研究で，このS遺伝子をもっている人は，もっていない人に比べて，不安・抑うつのスコア（神経質）が有意に高いことが示された。その後，気分障害患者においてS遺伝子の頻度が健康対照群に比べて有意に高いことが報告されている。

欧米の研究では，大うつ病（DSM）と病前性格としてのneuroticismとの相関が確認されていることを述べたが，このneuroticismの分子遺伝学的研究が進められ，その関連遺伝子座も報告されている[4]。さらに遺伝子が同定されるならば，この遺伝子は大うつ病の感受性遺伝子と呼ばれることになる。

(2) 誘因・執着気質・脆弱性が発症を決める

気質と躁うつ病との内的連関は，1960年前後になるとKielholzらによっても提唱されるが，下田は，1949年の論文で既に，心身の過労状況では執着気質ゆえに感情装置が破綻に追い込まれ，その結果として躁病やうつ病が現れる，という内的連関の可能性を示唆している。

周知のように脆弱性ストレス仮説の定式化がほぼ完成するのは，（脆弱性の性質において異なるものの）統合失調症においてであった[34]。1977年のことで

ある。ところが下田は，上述の論文にて既に，「……寧ろ多くの場合は誘因即躁鬱病発作という短絡反応とも言うべき形をとり，あるいは一見誘因なき如く思われる場合もある。之等は素質異常の程度，発作反復による反応易発性獲得等に因るものと思われる」と述べている。この当時に，躁うつ病に脆弱性ストレスモデルを想定した，時代超越的な疾病観にはまったくもって脱帽せざるを得ない。

今日の仮説の概要をここで紹介する。うつ病の脆弱性として，遺伝子－環境交互作用が重視され，遺伝子としては，例えばセロトニン・トランスポーター遺伝子の関与が強く示唆されている。すなわち，この遺伝子の多型（5-HTTLPR）は，意識下での扁桃体情動反応と関係し，それは病前性格としての neuroticism を構成する神経回路の機能を問題として，最終的にはストレス脆弱性へとつながる，と考えられるのである。

古くから，うつ病関連遺伝子と環境との間に鍵と鍵穴のような反応が起こる，交互作用（gene-environment interaction）が知られていた。つまり，近親者にうつ病をもつものは，環境からの影響を強く受け，うつ病を発症しやすい。同じ環境であっても，遺伝子群をもっているかいないかにより，個体に及ぶ影響の程度に違いが生じるのである。

以下に説明する行動遺伝学的研究については，第2章でさらに詳しく述べるので，ここでは結果だけを簡単に紹介する。2003年になり，5-HTT遺伝子多型（5-HTTLPR）と環境（ライフイベント）との交互作用がうつ病の発症に関与している可能性が，誕生後から26歳までの経過を観察した Caspi A ら[2]により報告された。5-HTTLPRのS遺伝子型をもつ個人は，ライフイベントの数に応じて大うつ病の罹患率が高くなるが，L遺伝型の個人では，ライフイベントとうつ病罹患との関係がなく低かった。つまりライフイベントは特定の 5-HTTLPR をもつ個人にのみ誘因として作用するのである。

5-HTTLPR が，神経回路のレベルで，うつ病の発症にどのように関係するのかは定かではなかったが，近年その答えが少し明らかになった。Hariri A ら（2002）[6]は，不快な感情を惹起する顔の写真をみせ，被験者の扁桃体の活

動をfMRIを用いて観察した。すると，5-HTTのS遺伝子型をもつ個人は，L遺伝型の個人に比べて，扁桃体が過剰に活性化したのである。このように，単一遺伝子の5-HTTが情動反応に影響することで，行動特性としての不安傾向にまで影響を及ぼしていることは容易に想像できる。このような不安基盤を，neuroticismと言い換えてもよいかもしれないが，5-HTTのS遺伝子型をもつ個人が度重なるライフイベントのなかでうつ病へと導かれるのかもしれない。

すなわち，特定の遺伝子群が情動や認知の情報処理に関わり，各情報処理の総体として病前性格のような行動が組織され，遺伝子－環境相関のなかで状況因が生まれ，その遺伝子群をもつ個人が発症に追い込まれるとする疾病理論が描かれているのである。

なお下田の論文中，"発作反復による反応易発性獲得"とあるが，これも今日証明されていることである。躁うつ病では，再発を繰り返すたびに誘因の関与する程度が減り，周期が短くなる傾向がある。病相は突発的ではなく群発的に起きやすいとされる[5]。

(3) 生体防御として神経衰弱反応が起こる

過剰な心身の労苦がのしかかるならば誰もが神経衰弱になる。神経衰弱は，これ以上の過剰な労苦から身を守る（自己保存の）ための「疾病逃避」であり，本能による生体防御なのだ，と下田は考えた[29]。ここで言う神経衰弱とは，Beard GM（1878）が提唱した概念であるところの，感情的緊張の持続に対する反応としての神経衰弱（nervous exhaustion）を指していると思われる。「神経衰弱では，正常人ではおのずから休養状態に入るのでやがては心身の過剰な疲弊から回復するのだが，執着気質者にあってはその標識たる感情興奮性の異常により，休養生活に入ることが妨げられ，疲弊に抵抗して活動を続け，したがってますます過労に陥る」と言う。

この言説の前半では，私たちには神経衰弱という，環境への適応手段が生得的に備わっているというのである。ならば，種こそ違え，イヌでのlearned helplessness もラットでの強制水泳の無動も，実はうつ病の疾患モデルではなく神経衰弱反応のモデルと見なすことができる。すなわち無駄に動き回らないことを選択するという意味で，動物の適応的な戦略行動なのかもしれない。ここで，不安が"闘争か逃避"を誘発する情動であるとするならば，うつは"不適応な行動の停止"を指令する情動である，とする進化心理学の立場もあることを言い添えておく[12]。

　下田は，「躁鬱病発作は疾病逃避（正しく言えば疾病への逃避）反応と考えたい」と述べている。この解釈は多少穿っていると言わざるを得ないが，執着気質の者は，ますますの過労に陥る結果として，"感情装置が過敏な状態"となり，躁病あるいはうつ病に陥ることで，最終的に"疾病への逃避"が完成するのだという。そして，感情装置が過敏な状態となって適応破綻に陥ると，どうしてある時は躁病に，またある時はうつ病に陥るのかという疑問は，「おそらく将来生化学的に解決されるであろう」と述べて，件の論文（1949）を括っている。

　彼が後半部分で述べていることは，性格が環境を作りだし，その環境が降りかかってくることで，精神病理が生起するという，行動環境相関，さらには遺伝子-行動-環境相関に他ならない。以下において，遺伝子-行動-環境相関についての今日的理解を紹介する。

　遺伝的に設計される神経回路と，その後の変容における環境との関わりでは，第2章で詳述する遺伝子-環境相関（gene-environment correlations）と呼ばれるプロセスを介して，遺伝子と環境とが双方向的に影響しあうとされる[7][11][12]。これは，発達心理学でしばしば言及されるPiaget Jの用語にならえば，生体が環境にあわせて知識の基盤を修正する「調節」と，逆に環境の認知が生体の尺度にあわせて解釈される「同化」という，二つの適応プロセスの相互作用と相同の現象である。特に「同化」のプロセスは，これまでの，環境から遺伝子への一方向的な因果律とは逆に，遺伝子（および表現型）から環境の認知に向かう作用への着目を導く点で，重要性をもつことになる[11]。この相互作用への着目は，「素因」対「環境」という従来の対立を相対化させ，

後に述べるように，ある特定の素因あるいは表現型が，ある環境を誘導するという，気質にもとづく行動特性への視点を新たに意識させる。

疾患の脆弱性遺伝子をもつ親は，子にその遺伝子を伝えるとともに，自らが遺伝子の影響を受けた行動様式により，家族の不和，離婚，経済的貧困などを生み出し，子が精神病理をさらにもちやすい環境を作り与えてしまうかもしれない（passive gene-environment correlations）。あるいは，遺伝子が気質に影響を与えることで，他人から負の感情反応を惹起したり（evocative gene-environment correlations），個人を特定の環境に高頻度に曝させたり（active gene-environment correlations）することがある。運動や芸術の才能の遺伝子をもつ子は，優れた指導者の指導を受ける機会や専門の教育機関への進学の機会が与えられるなど，その才能をさらにのばせるような環境を招き寄せることも可能だろう。

つまり，特定の環境が遺伝子によって切り取られているのだ。もはや状況因を単なる不幸な偶然に帰することは不可能なばかりか，内因・外因・心因の区別さえかつてのように単純明確ではなくなったと言えよう。

執着気質の形成とその破綻について，上述した遺伝子−環境相関の視点から再び描写してみよう[11]。仮に執着気質の核となる遺伝子群があり，それを与えられた子がいるとする。同じく執着気質をもつ親が作り出す養育環境や，そのような気質特徴を尊しとする文化的風土で育つことにより，その子の執着気質は後天的にも強化されるであろう。強固な執着気質の持ち主となった人は，やがて新たな遺伝子−環境相関に巻き込まれて行く。すなわち，執着気質を尊しとする社会では，その気質の持ち主は尊ばれ，例えばより責任の重い地位への昇進の機会が増えるであろう。そして，その気質ゆえに頼まれる仕事を断ることもできず，また自らも周囲の期待に過度に応えようとして無理を重ねるに違いない。際限なく増幅される気質と環境の円環のなかで，やがてはうつ病の発症に導かれてしまうと推測することができる。

ちなみに遺伝子−環境相関の視点に立てば，文化・慣習が異なれば遺伝子との相互作用で作られる気質は異なったものとなり，異なる文化間でうつ病

の病前気質として捉えられるものが外見上一致していなくてもなんら不思議ではない[11]。

おわりに

　執着気質は，中高年に好発するうつ病の病前気質の中核的要素を言い表わしている。経済・社会のグローバリゼーションを迎え，日本に固有の文化・精神性が急激に変化していると言われる今日においても，このことは基本的には変わっていないように思う。加えて，本論で繰り返し強調してきたように，執着気質論は単に執着気質の提唱にとどまるものではなく，その端的な言説をもって躁うつ病の疾病構造の本質を見抜いていた。この下田の先見的な洞察の数々はいまもその輝きを失ってはいない。否，今だからこそ，その価値がわれわれにもようやくわかるのである。

文　献

(1) Benjamin J, et al.：Population and familial association between the D_4 dopamine receptor gene and measures of novelty seeking. Nature Genetics 12：81-84, 1996.
(2) Caspi A, et al.：Influence of life stress on depression：Moderation by a polymorphism in the 5-HTT gene. Science 301：386-389, 2003.
(3) Ebstein RP, et al.：Dopamine D_4 receptor（D_4DR）exon Ⅲ polymorphism associated with the human personality trait of Novelty Seeking. Nature Genetics 12：78-80, 1996.
(4) Flint J：The genetic basis of neuroticism. Neurosci Biobehav Rev 28：307-316, 2004.
(5) Goodwin FK, Jamison KR：Manic Depressive Illness. Oxford, 1990.
(6) Hariri A：Serotonin transporter genetic variation and the response of the human amygdala. Science 297（5580）：400-403, 2002.
(7) 平野羊嗣・櫻井修・樽味伸：脳と環境の相互作用．分子精神医学 4：22-31，2004.
(8) 平沢一：うつ病にあらわれる「執着気質」の研究．精神医学 4：229-237，1962.
(9) 井口博登・神庭重信：テレンバッハの『メランコリー』における認知過程の位置づけ．臨床精神病理 25：191-208，2004.
(10) Kendler K：Social support：A genetic-epidemiologic analysis. Am J Psychiatry 154：1398-1404, 1997.
(11) 神庭重信・平野雅己・大野裕：病前性格は気分障害の発症規定因子か．精神医学 42：

481-489, 2000.
(12) 神庭重信:生物進化からみたこころとその病理. 臨床精神医学 30:17-20, 2001.
(13) 笠原嘉:うつ病の病前性格について. 笠原嘉編, 躁うつ病の精神病理 1, pp1-29, 弘文堂, 1976.
(14) Kretschmer E:Körperbau und Charakter. Berlin:Springer, 1921.
(15) Lesch KP, et al.:Association of anxiety-related traits with a polymorphism in the serotonin transporter gene regulatory region. Science 274:1527-1531, 1996.
(16) Marneros A, Angst J:Bipolar Disorders. Dordrecht:Luwer Academic Publishers, 2000.
(17) 向笠廣次:躁鬱病の病前性格に就いて. 精神経誌 44:65-66, 1940.
(18) 向笠廣次:躁鬱病の病前性格に就いて. 精神経誌 45:42-45, 1941.
(19) Mukasa H:Über den prämorbiden Charakter der manisch-depressiven Psychosen. Vorschlag der Immodithymie Simodas. 精神経誌 45（欧文欄）:3-8, 1941.
(20) 中脩三:初老期鬱憂症（宿題報告）. 精神経誌 34:53-78, 1931.
(21) 中脩三ほか:初老期鬱憂症の研究. 福岡醫科大学雑誌 28:859-968, 1935.
(22) 王丸勇:血液型と体型, 性格との関係. 福岡醫科大学雑誌 24:1044-1045, 1931.
(23) Ono Y, et al.:Association between dopamine D_4 receptor (D_4DR) exon Ⅲ polymorphism and novelty seeking in Japanese subjects. Am J Medical Genet 74:501-503, 1997.
(24) 下田光造・杉田直樹:最新精神病學. 克誠堂書店, 1926.
(25) 下田光造:異常児論. 大道館出版部, pp1-66, 1929.
(26) 下田光造:精神神経症. 実験醫報 207:98-107, 1932.
(27) 下田光造:余の教室における初老期鬱憂症の治療に就いて. 台湾醫学会雑誌 31:113-115, 1932.
(28) 下田光造:躁鬱病の病前性格に就いて. 精神経誌 45:101-102, 1941.
(29) 下田光造:躁鬱病に就いて. 米子醫学雑誌 2:1-3, 1949.
(30) Shinfuku N, Ihda S:Über den prämorbiden Charakter der endogenen Depression-Immodithymie（später Immobilithymie）von Shimoda. Fortschritte der Neurologie Psychiatrie 37:545-552, 1969.
(31) 樽味伸:現代社会が生む"ディスチミア親和型". 臨床精神医学 34:687-694, 2005.
(32) Tellenbach H:Melancholie:Problemgeschichte, Endogenität, Typologie, Pathogenese, Klinik. Berlin/New York:Springer-Verlag, 1961/1974.（木村敏訳, メランコリー. みすず書房, 1978.）
(33) Von Zerssen D, Pössl J:The premorbid personality of patients with different subtypes of an affective illness. Journal of Affective Disorders 18:39-50, 1990.
(34) Zubin J, Spring B:Vulnerability:a new view of schizophrenia. Journal of Abnormal Psychology 86:103-126, 1977.

その他に参考にした資料

桜井図南男ほか：下田光造先生追悼文集．九州大学医学部神経医学教室，1979.

補　遺

　筆者は，この下田執着気質論を取り上げた後に，これをさらに展開し今日みるディスチミアの時代へと，病前性格と時代がどのように移り変わったのかを論考したことがある＊。いくつか抜き書きして，本章の補遺としたい。

(1) 執着気質の時代とは

　下田が執着気質論を完成しつつあった時，日本は封建制的共同社会から，資本主義的な商品経済を基盤とした社会へと移行しつつあり，その道半ばにあった。歴史的に，日清・日露戦争の勝利を経て，開国以来の夢であった"国家再建"へと，さらに力強く歩み出していた時代である。Tellenbach H は，メランコリー親和型を成立させる条件として「仕事と秩序志向性に高い価値を与えることによって，そういった特異的な可能性（遺伝的要因）の実現を促進するような環境の側，コスモスの側の社会構造があれば，メランコリー親和型の成立には十分である」と述べている。下田のいた日本は，中井久夫の言う"再建の倫理"と封建的社会からの流れであった本来の意味での「タテ型社会」が支配する時代であり，まさに執着気質親和的な時代であった。

　第 2 次世界大戦に敗戦し，ゼロからの再建へと引き戻される。ここに日本は新たな"執着気質の時代"を迎えることになった。1960 年代に入ると高度成長の時代となり，系列内取引と終身雇用（年功序列の給与体系）が強固に保証された。この日本的システムは，執着気質を育てかつ守る文化装置（89 頁参照）ともなっていったと思われる。

　中井が既に指摘しているが，歴史的にみると，Tellenbach のいた第 2 次世界大戦後のドイツも下田のいた昭和初期の日本も，両国とも産業革命や市民革命のように民衆の動きのなかから発展したわけではなく，イギリス・フランス等の先進国にならって「上から」の近代化を受け入れたという歴史をもつ。このような両国のもつ歴史の共通性が，秩序志向性の強すぎる執着気質

やメランコリー親和型という性格が特に目立って認められていた，ということの背景となっているのではなかろうか。

(2) 執着気質と現代

高度経済成長期以降にみられた社会的価値観の変動に伴い，メランコリー親和型的な倫理感が，日本社会においてもかつてのような自明な意義をもち得なくなってきている（井口博登，2005）。1970年代以降，臨床現場では社会的な価値観の変動に呼応するように，特に若年者において，典型的な内因性うつ病像とは異なる抑うつ状態が目立つようになり，「逃避型抑うつ」（広瀬徹也，1977），「退却神経症」（笠原嘉，1987）などの抑うつ状態の病型が，病前特徴や発病状況とともに概念化されてきた。いずれの病前性格も，執着気質・メランコリー親和型とは異なって，より社会的な規範への同一化が少なく，病像においても罪責感が目立たない傾向がある。

この時期に起こった社会的価値観の変動については，1970年代に中井久夫や飯田真により考察がなされているように，高度成長の終末とともに社会の価値観が多様化したこと，家族内では家父長的権威が力をもたなくなってしまったこと等をあげることができる。市橋秀夫は，勤勉・実直・他者のための奉仕という，メランコリー親和型的な倫理観を自然に認め評価する雰囲気が，1970年代後半から，職場や学校にかかわらず社会全体で明らかに廃れはじめたことを指摘している。

近年の日本社会は，農村共同体社会から工業化社会への移行を経て，さらに情報化（IT化）社会へと急速な変貌を遂げた。同じく仕事に高い価値を与える社会であるといっても，現在の日本は，社会全体の潮流が秩序志向性ではなく，自己の利益を自由に，既成秩序や倫理にとらわれずに追求する方向（近代以降の資本主義社会）に向いている。

メランコリー親和型にとり最も危険な可能性は，ある秩序に組み込まれた従属的な職業から，あらゆる危険をともなういわゆる自由業への職業状況の変化である（Tellenbach, 1978）。IT社会という自由度とともにリスクも高まっ

た社会を迎えた今日，競争に耐える自我をもち，リスクを負いながら新たな商機を狙って企画・投資して，自己の利潤を上げることに腐心するような心性がより適応的であり，このような社会では執着気質はますます成立しにくくなっているのかもしれない。

　一方で，強固な執着気質を背景にもつうつ病も，中高年以上の年代では決して少なくはない。執着気質を形成することで適応できたような人々が，秩序や倫理観に囚われない精神性を発達させるということは，かなり無理があるからである。急速に不安定化した職場環境のなかでは，彼らがうつ病を発症する機会はいっそう多くなっていると言える。

　＊　うつ病の病前性格論——執着気質からディスチミアの時代へ．坂口正道・岡崎裕士・池田和彦ほか編，精神医学の方位——松下正明先生古稀記念論文集．中山書店，2007．

第2章

うつ病の行動遺伝学的構造

はじめに

　今日に至るも，うつ病の本態はもとより，本態を追求するために妥当な構造モデルさえ十分には議論されていない。脳科学はうつ病患者の脳にさまざまな異常を探し出していくであろうが，それぞれの異常値に全体における部分としての評価を与え，それらを全体(像)へと構成する設計図がなければ，研究結果の羅列に終わるだろう。個々の結果に評価を付与するのは，臨床的経験にほかならない。そのため，経験的蓋然性をもった病態構造モデルが提示される必要があり，しかもその仮説は実証可能なものでなければならない。著者はこれまでもさまざまな機会にモデルをめぐる考察を断片的に書きつづってきたが[14][16][17]，本章では，現時点で著者が抱いている，その全体像を描写してみたいと思う。

　その前に，うつ病の発症背景にある"うつ"という誰の心にも備わっている情動の系統発生を辿りながら，その生物学的意義について検討を加えておきたい。

1　38億年の出会い

(1) 脳の進化——社会・文化の形成——

　Sagan CE は，宇宙の誕生から今日までを1年のカレンダーになぞらえ，これをコズミック・カレンダーと呼んだ。銀河系ができたのがおよそ3月。最初の生命が誕生するのが9月の下旬。ちなみに38億年前のことである。三葉虫の時代が12月18日。最初のヒトが登場するのが12月31日の午後10時30分である。全宇宙の時間カレンダーでは，ヒトが登場して，まだ1時間半にもなっていない。逆に言えば，ヒトの誕生の背後には，途方もなく長い年月が積み重ねられてきているのである。

　ヒトのゲノムを扱っていると，ふとしたときに，目の前の塩基配列が38億年かけて並び替えられながら作られたものであることを思い出す。ヒトの脳を研究していると，やはりその複雑な構造と機能が5億年かけて創造されたものであることに感嘆することがある。

　すべての生物は38億年の進化の産物である。生物の有する特性はこの歴史と無縁ではあり得ない[26][27]。現世人類の遺伝的プログラムにしても，自然選択が，単純な原生生物のそれから精巧に作り上げてきたものである。進化の研究は，脳だけではなく，こころの起源，ひいてはこころの病をどこまで説明できるだろうか……。

　海洋生物のホヤに脳の原型ができたのが5億年前であったと言われる。ほ乳類が爬虫類から進化したときに獲得した脳構造が，Broca P が命名した le grand lobe limbique である。彼はこの構造に，爬虫類とほ乳類の"境界 (Limbus)"という意味をもたせた。Limbic system を手に入れたということは，とりもなおさずより高度な情動を獲得したことでもある。そして，情動が種の生存に適っていたのであろう。細やかな情動の発信とそれを受容する能力の発達はまた，より人間的な社会行動を導いたに違いない。

その後，脳は新皮質を中心にさらに進化する。ちなみにヒトが，DNA配列において3％しか差がないとされるチンパンジーとの共通祖先から分岐したのが600～800万年前とされる。しかしその後の進化を経て，ヒトの脳重量は体重比でサルの3倍に達する。二足歩行能力を獲得し，両手を自由に使えるようになり，やがてヒトは採取・狩猟生活に入る。400万年前のことである。250万年前に出現したホモ・ハビリスの脳のエンドキャストにはブローカ領域が認められている。ホモ・ハビリスが原始的な言語能力をもっていた可能性がうかがえるが，その脳は全体でいまだに600ccに過ぎない。だが言語を獲得した脳と文化は共進化したようだ。「言語の発達と，それによって可能となった文化の獲得と世代間の伝承とが脳のさらなる大型化に寄与した」[26][27]のだろうか。更新世にあたる20万年前にホモ・サピエンスが登場した。このときに，脳は現世人類の脳容量（1400cc）に達する。以来，私たちの脳は大きくなってはいない。脳が作り出す文化が発展し，人類は環境に適応するために身体（gene）を大きく作り替える必要がなくなったのだと言われる。

　1万年前に農業が始まり，ここに本格的な文化が誕生する。食料の安定供給は人口の増加をもたらし，共同作業による社会が構築される。そこには労働の分業，階級，貧富の差が生まれる。やがて都市ができ，産業革命が起こり，一足飛びに今日の科学技術の繁栄へとつながる。

　社会的ニッチは多様化し，その多様性こそが，順応性・柔軟性に富んだ社会を保証する条件ともなった。もっとも，現実の社会システムは，人が最も適しているニッチを見つけることができるような，健全で公平なシステムにまで成熟しているとは思えないが……。また次のような疑問も当然生まれるだろう。脳は20万年前の環境に適応するために進化したのだろうが，その当時にはどのような問題解決が重要であったのか。その当時の環境に適応するように作られた脳は，今日の急速な文化や環境の変化に適応できるのだろうか[注1]。

(2) こころの進化

　次に「こころの進化」のいくつかの側面を一瞥してみよう。まず社会的知能の発達である。チンパンジーなどの霊長類にも「あざむき」行動が観察されている。これは，いわゆる「心の理論」[35]の原型ができあがっていることを示唆する。「知能は社会環境のなかで進化する。個体は他の個体を利用し搾取する能力をもつものが利益を得る」と言われる。このようなマキャベリ的知能の進化は比較的理解しやすい。それが過剰でなければ個のレベルだけでなく，群や種にとって適応的であっただろうから。利他的行動にしても，協力行動や互恵的利他行動は，結局は見返りを期待することから，利己的，マキャベリ的行動の延長として理解できる。近親者に限られる利他行動も，同等な遺伝子の増殖からみて有利であり，やはり拡大された自己のとる利己的行動と言える。このような社会的に適応的（マキャベリ的）な行動を司る脳回路を社会脳（social brain）と呼ぶ[18]。

　では，一見して個レベルでの生殖率を高めるようには思われない，意図的で高次元の利他主義はなぜ生まれてきたのだろう。氷上に暮らすエスキモーのある部族は，獲物が捕れなくなると，厳寒の世界に，部族全体が獲物を求めてあてのない旅に出る。このとき，年老いた者，病んだ者は，その場にとどまり死を待つことを申し出るという（Gould SJ）。この種の利他行為にはさまざまな解釈が与えられているが，著者が最も納得する答えは，Russell Bのものである。彼は「個人の利益を少なくともある程度は共同体の福祉に従属させている集団がもっとも成功した」と考えた。こうした行為は，世代を超えて伝達され，文化の一部となっていく。

　目的因が何であれ，著者は，マキャベリ的行動を超越した高次元の利他行為を可能とするこころは，limbic system の高度化に伴い生まれたであろう共感能力と大脳皮質の進化がもたらした高度な精神文化を兼ね備えた，人の社会的集団（群）に選択圧が働いたときに進化し得たのだと思う。しかも，これらのこころは，規範受容能力と愛着能力[2]を素地として，信念や信仰心を

伴ってはじめて行為として生起するに違いない。さらにこのようなこころの進化を可能にしたのは，親（養育者）による子育ての期間がヒトにおいて大幅に延長されたことも一因である。われわれには，進化とともに，幼く生まれ，ゆっくりと育つ（幼形成熟）という性質が備わった。このことにより，こころの世代間伝達（それは好ましくない方向へ向けられることもあるのだが）が可能となり，なかでも養育環境の影響を最も強く受ける愛着能力と規範受容能力とが，ともに十分に開発される条件が整ったのである。

(3) うつの究極因に触れて

Mayr E は，生物学の問いは，「何が」「いかに」「なぜ」の三つからなる，と述べている。以下に Mayr の言葉を引用する[26][27]。

> 「何が」を問うのが純粋に記載的な構造生物学であり，「いかに」を明らかにするのが機能生物学である。そして「なぜ」を問う方法として進化生物学がある。生命現象やその過程は，近因（機能的）と究極因（進化的）との二つの異なる因果関係の結果生じる。特定の行動の近因を説明するには，神経生理学的研究を必要とする。進化生物学が対象とする究極因は，遺伝子型と行動の意味を説明する。

考えてみると，"うつ"という情動は不思議である。先に，ほ乳類が limbic system を獲得したということは，高度な情動を獲得したことでもあり，情動が種の生存に適っていたからであろう，と述べた。例えば不安は，確かに危険から身を守る適応性と結びついている。ところが，うつでは食事も睡眠もとれなくなるし，頭も身体も思うように動かなくなる。生殖力さえ低下する。どうしてこのような一見不適応な情動が進化の過程で淘汰されてこなかったのか。むろん自然選択は進化的進歩を，ましてや完全をもたらすことはない[注2]。であるから，うつが本来的に不適応な行動だとしても，それがたまたまこれまで淘汰されなかっただけだと考えることもできる。

しかし著者は，うつには個体にとって，何らかの生存価があると見なす立場に賛同する。そして，うつの究極因を探ることで，うつという情動やその

障害をあらたな角度から深く理解できる可能性を求めてみたいと思っている。

　霊長類は，大きく二つの局面でうつになる。つまり，権力闘争での敗退に象徴されるように帰属集団からの脱落の瀬戸際に立たされるとき，および母と子の絆にみられるように愛着対象を失ったときである。前者では，集団を離れては生きていけない個にとり，新たな帰属行動を探索すべく，もはや無益となった闘争行動を終了させるシグナルとしての意味があるのかもしれない。後者について言えば，安全調節システムとしての愛着[2]の剥奪は生得的情動変化としての不安を惹起する。愛着が剥奪されたときに惹起される分離不安は愛着行動をより強固なものにするだろう。しかし，愛着の剥離が永続するならば，anaclitic depression[40]が惹起される。この生得的なうつの神経回路の存在は，対象喪失時に現れるうつ（grief）を説明することができる。

　人では加えて，自尊心，自己愛や社会的評価の喪失がうつの動因となる。自己愛や愛着対象を喪失したときに押し寄せる哀しみは言うに及ばず，"それらを喪失してしまうのではないか"という強迫的なおびえ，"自らが社会的に不要な存在であり罪あるもの"にされはしまいか，という過度の自己否定が，抜き差しならない無力感と心身の疲弊のなかへと人を招き込み，やがてはうつへと導く。つまりうつは，それ以上のおびえや哀しみ，あるいは疲弊を許容できないと認知される状況に至ったときに，新たな認知と行動を生み出すための準備期間を用意するために解発される行動なのかもしれない。この行動は，共感と利他的行動に富む人間的な環境では，周囲の支援を受けるという最終的な個体防御行動である。時期が来て，生体の平衡が取り戻されるならば，人はうつから回復する。治療が必要な病的なうつでも，最も効果的な治療は，うつ病になった人を休ませ，支持的にその人の認知や行動を変えようと試みることではないか。逆に言うならば，共感と利他的行動の無い場では，うつは生存価を失うだろう。

　うつという情を適応的な行動の解発と捉えるならば，程度と持続において過剰なうつの病理は，特定の生物学的および心理学的条件を備えた個人に生

じる,(個体防御反応が)その均衡から逸脱した現象として位置づけることが可能である。この特定の条件について,次節「うつ病の生物学的論考」においてさらに考察を続けてみたい。

2　うつ病の生物学的論考

(1)　うつ病のイデオタイプとしてのメランコリーの措定

　生物科学は,まず対象を厳密に調べ上げ,一義的に定義し分類する構造生物学を基点とする。精神現象は構造生物学の接近を容易には許さないが,精神科医の経験は,共通理解として執着気質(ないしメランコリー親和型[43])者にみるうつ病,すなわちうつ病のイデオタイプ(イデア)を間違いなく共有している。本章ではうつ病のイデオタイプをメランコリーと呼ぶことにする。以下では,このメランコリーを対象として論考を進めることにする。

　臨床にみるうつ病はいずれもうつ病のイデオタイプと距離があり,その構造は相応の変形を余儀なくされる。しかしその変形は,構造方程式の項を置き換えるなり,項を追加あるいは削除するようなものである。退却神経症[19],アパシー・シンドローム[22],逃避型抑うつ[8],あるいはディスチミア親和型[42]などのイデオタイプから距離のある類型にしても,それぞれに特有の性格とそれに依拠する状況因を方程式の項として,構造モデルを描くことができるだろう。性格・状況因とは別なものとしてある,内因項を欠いているために,重いメランコリー症状に至らず,状況の好転に伴い比較的速やかに改善するという高い状況依存性を特徴とすると考えることができる。次に,筆者が思い描いているメランコリーの生物学的構造モデルを紹介する。

(2)　メランコリーの脆弱性と動因

　いわゆる内因性うつ病の内因と誘因との関係が盛んに議論されたことがある。そこで導き出された結論は,臨床的に定型的な内因性うつ病(特に初回病

相)といえども，病名自体が意味するように誘因もなく突然発症することはむしろ例外的であり，何らかの誘因が認められることのほうが多い，ということであった。もっとも推定される誘因とうつ病との生物学的因果性が明らかでない限り，誘因は推定に留まるのだが，「気分障害の内因は誘発される性質をもつ」と理解される。その結果，内因と心因の判別がきわめて曖昧なままに放置されることになった。今日のうつ病の診断分類は，こうした事情を背景に，診断に疾病過程の因果性は問わない，という歴史を背負うことになった[15]。したがって，1980年以降の"大うつ病"は生物学的疾病カテゴリーではないので，DSMで規定されるカテゴリーについて得られたデータを根拠として，うつ病のイデオタイプ，メランコリーの疾病構造を論考することはできない。現時点でうつ病の精神病理学を生物学的に読み解く試みには，例外なくこの軛のあることを前提として話を進めてみたい。

(3) メランコリーの生物学的モデル
―――その static 成分と dynamic 成分―――

本章ではまた，メランコリーの発症を，発症脆弱性と発症へ導く発症動因とに分けて考察する。発症脆弱性も発症動因も，それぞれ単独ではメランコリーを起こさない。実際には，後述するように，発症脆弱性と発症動因は相互に浸透的でかつ両帰的に働き合うと考えられるので，両者は明確に分かれるものではない。発症脆弱性はメランコリー発症の必要条件を与える内因項である。それはまた比較的時間をかけて作り上げられ，永続的な状態としてあり続ける。発症脆弱性の程度は一定せず，つねに動揺していると思われる。一方，発症動因は，それが無かったとしたら，メランコリーは発症しなかったというような，十分条件である。次に，これらの二項に関して具体的な説明を加える。

メランコリーの発症脆弱性は遺伝子と環境により構築される"脳構造"に内在化されるものであり，この振動しつつも比較的永続的に続く成分（static 成分）は，障害の深層構造であり，神経回路網，脳細胞とその構成部品の階層

に局在する，と考えられる[13][14][16][17]。遺伝子の問題は後で扱うことにして，ここでは"環境"について若干の考察を加えておく。深層構造に修飾を加え，static成分の形成に関わる環境としては，主として脳の発達時期の環境（すなわち養育環境）が重要であると考えられることが多い[25]。むろん脳が可塑性を保持し続ける限りにおいて，過度の心理的侵襲が度重なるならば，病的な可塑性[41]にもとづく回路が脳の発達後に生まれてもなんら不思議はない。心理的侵襲は，それが過度で長期に持続するならば，液性因子などを仲介として，神経細胞を傷害することは事実であろうし，神経細胞の死と再生にすら影響を及ぼす可能性がある（第9章参照）。これらの心理的環境因子が脳に与える影響の質と量は，侵襲を受ける脳がそれをどのような情動認知として読み替えるか（情動認知スタイル。後述）に依存する。

さらにつけ加えるならば，老年期に初発する気分障害では，老化が招く多種類の脳の器質的脆弱性も当然予想される。私たちは，このような複雑で異種なstatic成分を気分障害に認めることができる。

一方，病相は，このstatic成分に，発症の引き金を引く因子により引き起こされる"脳機能"の，一般的に，短期的・可逆的な変化（dynamic成分）が加わって生まれるものである。ここで言う発症の引き金を引く因子は，心理社会的環境因をはじめとして，内分泌障害，薬物やアルコールなどの物質，季節変動など多彩である。したがって，その作用点は脳構造のあるゆる階層にわたり得る。

メランコリーにstatic成分を措定するならば，それは，病相期でなくとも，人の行動になんらかの影響を及ぼしていると考えるのが自然である。そこで注目されるのが，古くから優れた研究が重ねられてきた気分障害の"病前性格"である。気分障害はある特徴的な性格傾向の持ち主に多くみられる。治療が功を奏して症状学的に寛解に至っても，患者の性格は依然として持続し，その性格はしかも，再発に深く関わっている印象を与える。このことは，気分障害の病前性格が，脳に内在するstaticな生物学的特性に起因し，それが気分障害の一つの内因にほかならないからではなかろうか。私たちは，行動

に転化した static 成分（その部分であろうが）を病前性格として捉えているのかもしれない。このように仮定すると，下田光造が予測していたように[39]，病前性格の問題は生物学的に重要な研究対象として生まれ変わることになる。

病前性格論は，躁うつ病の状況論（性格‐状況論）として，下田学説の再評価をきっかけに，わが国では古くから優れた研究が幅広く行われたことは言をまたない。

この研究の流れのなかで繰り返して議論されてきたのが，Jaspers-Schneider 流の了解心理学的な心因反応では捉えられないところのものであり，これこそが今日的な意味での内因，すなわちメランコリーに内在する生物学的機構の病理性ではないかと理解される。病前性格は気分障害の static な病的構成成分の部分であることを認めてもなお，行動として現れ出ない発症準備性（主たる内因項）が脳に刻印されているのであろう。そうでなければ，なぜ内分泌疾患や日照時間あるいは時に薬物の影響が，特定の個人にのみ及び，メランコリーを引き起こすのかは説明のしようがない。

ただし，病前性格の問題は，古くから精神病理学的な検討が加えられてきたにもかかわらず，いまだに決着をみてはいないこともつけ加えておこう。果たして特徴的な病前性格があるのかどうかさえも，必ずしも意見の一致をみてはいない[7][38]。だが気分障害のどのカテゴリーを取り上げてみても，その原因は，多因子（かつ遺伝的にも多遺伝子）が関与すると考えられるのであるから，病前性格の精神病理学的研究が一筋縄ではいかないのも無理はない（特に発症前の性格となればなおさらである）。その上，表現型としての性格は必ず文化社会的影響を受けるに違いない。たとえ同じ遺伝子型をもっていたとしても，文化や時代によって観察される性格特性には違いが生じるだろう。

病前性格として観察される行動が，うつ病の主たる内因と共通の基盤の上に生まれるのか，状況因と関係するのか，あるいは単に準臨床的な行動変化をみているだけなのか，これらの疑問にも向き合わなければならない。少しだけここで触れるならば，うつ病にみられる neuroticism，執着気質，メランコリー親和型などは，病前性格として比較的安定しているようであるが，双

極性障害の病前性格とされる気分循環性格は準臨床的な双極性障害とでも言えるような状態であるのかもしれない。

うつ病の再発傾向を考えるならば[12]、発症脆弱性は一過性に現れるものではなく、持続的な性質をもっているはずであり、それを浮き上がらせるには縦断的な観察が必要であろう。状況因のなかに織り込まれる病前の性格と環境こそが、発症につながる dynamic 成分を生み、episode として顕在化する臨床症状を作り、そして治療転帰を支配している、という印象を著者は強くもっている。この意味で、病前性格 - 発病状況 - 治療反応性 - 経過の要素間の関連性をセットとして類型化を試みた、躁うつ病の笠原・木村分類は、その分類の構造概念において正鵠を射ていると直感できよう[20][21]。類似の分類システムが高い信頼性と妥当性を備えてこそ、臨床的かつ生物学的に意味ある類型分類となるような気がしてならない。

(4) 性格，状況，そして情動認知スタイル

気分障害の dynamic 成分の生成において，重要な役割を演じるのが、個人をとりまく心理社会的環境である。ところが、この心理社会的環境の一部は、その個人の遺伝子の影響を受けて生まれる性格や行動によって作り出される、として理解されることがある[36]。

この問題は後で詳しく述べることになるが、ここでは風邪を例にあげて、そのさわりを紹介する。風邪を滅多にひかないという人たちは、単に生得的に免疫力が強いだけではなく、人混みを避けたり、規則正しい生活をしたりと、意識的ないし無意識的に予防的な行動をとっているのかもしれない。逆に風邪をよくひく人は、夜更かしが好きだったり、人混みへ出かけるのが好きなのかもしれない。このように、自らの行動が風邪のひきやすさを決めていると言えないこともない。この行動は、おかれた環境にもよるだろうが、もともとその人に備わった性格のなせるところも大きいだろう。前述したように、うつ病では、性格は、情動ストレスを受けやすい環境を招く要因としての行動にとどまらず、招き入れた環境をどう捉えるかという認知とも関わ

る問題として捉える必要があろう。

　繰り返し強調したいことは，偶発的な出来事に対する了解可能な感情反応の誇張されたものとして，メランコリーを単純な枠組みのなかで理解することは不可能である，ということである。患者は，一見して日常的な出来事のなかで不釣り合いなほどに気が滅入り，メランコリーへと突き落とされる。このことをどう考えればよいのだろうか。

　心理社会的要因（状況因）は主観が作り出す"物語"であり，脳に内在する生物学的機構の病理性が外界からの知覚（perception）と結びついて生み出す，通常，持続的で強迫的に押し寄せてくる危機的な世界（クライシス）である。連合野において統合された知覚情報に生物学的意味判断を付与し，感情的認知スタイル（emotional cognitive style）を決定するのは，個人のもつ固有な活動性，感情のトーン，気分，その強度・反応性・多様性であり，これらは主として大脳辺縁系 – 前頭前野回路の構造と機能に依存する[注3]。すなわち，気分障害の患者では，疾病特異的な性格，固有の情動認知スタイルのために，環境への高い感受性が生み出される。そしてそれが環境を状況因へと変質させる，とは考えられないだろうか。この点について，井口と神庭[10]は，Tellenbach H の「メランコリー」を認知過程の面からも首尾一貫して読み直すことが可能であることを示した。

　後述するように臨床遺伝学は，性質の形成には遺伝の関与が大きいことを明らかにした[33][34]。しかし，脳を作り作動させる遺伝子の発現には，幼少時期の環境が強く影響する。身長が高い遺伝子を受け継いだ子でも，幼少時期の栄養状態が悪ければ，背は低いままに止まるだろう。疑うべくもなく，これは性格の形成においても同様である。遺伝と環境の関与は密接で不可分であり，どちらか一方的なものではあり得ない。

　うつ病の患者では，病前性格として観察される固有の情動認知スタイルのために，環境（性格 – 環境特異性があるのかもしれない）への高い感受性が生まれ，心理社会的環境が誘因へと転化してしまう……。すなわち発症状況とは，固有の情動認知スタイルが身体内外の知覚と結びついて生み出される，持続

的で強迫的に押し寄せてくる喪失危機としての表象であり，それは同時にうつ病の dynamic 成分を生成する動因でもある[13][14]。Dynamic 成分は情動認知スタイルをさらに歪め，それは再び dynamic 成分を増幅する，という認知と情動との悪循環を生むに違いない。

ここに梗概を紹介したように，病前性格をメランコリーの発症規定因子として位置づけることで，メランコリーにどのような生物学的構造が浮き上がってくるのか。この謎解きの中核に位置する問題が性格形成にほかならない。人間行動遺伝学の領域では，遺伝子型から距離の近い表現型である行動＝気質（temperament）を対象として，人格傾向の形成に関与する遺伝子の影響を明らかにしようとする試みがなされてきた。近年，分子遺伝学的な手法を用いて，その遺伝子を同定しようとする遺伝子レベルでの研究が精力的に行われている。

(5) 性格の人間行動遺伝学

性格の構成要素のうち遺伝規定性の強い気質を対象とした生物学的研究は，家系研究あるいは双生児研究により大きく進歩した。それはまず，特定の気質に遺伝がどれほど関与しているのかを見いだすところから始まった。その結果，気質の variation に与える，親から受け継がれた遺伝の寄与率はおよそ50％であろうと推定されるに至っている。つまり残りの50％程度が非遺伝的要因による。しかもその大部分は，同じ親の下に同様の環境（共有環境）で育てられても一人一人が異なって経験するような個性的環境（非共有環境）によると考えられている。親の性格と子どもの性格が類似している場合，それは子どもが親を真似て育ち，親の性格を学習したからではなく，親の性格を形成するような因子が遺伝する結果としての影響のほうが大きいと確率的に考えられるわけである。日本での双生児研究でも同様の結果が確認されている[32]。

性格の遺伝学的研究の説明に入る前に，気質の遺伝解析で用いられた性格の次元分類について多少触れておかなければならない。これは N 次元座標

第2章　うつ病の行動遺伝学的構造

に私たちの気質をおおまかに定位できる，とする仮説である。神経質・外向性・開拓性・愛想の良さ・誠実さといった五つの次元（Big Five と呼ばれる）をもつ NEO 質問紙や，新奇性追求・損害回避・報酬依存の三つの次元を設定した TPQ 質問紙を用いた次元診断が広く使用されている[30]。

　第9章「うつ病の生物学——モノアミン仮説を越えた展開」で詳しく触れるように，1996年に，気質の一つに特異的に関与する遺伝子が決定されたという注目すべき報告がなされた。一つはドーパミン D_4 受容体（以下，DRD_4）遺伝子の多型と新奇性追求との関連である[1]。気質を TPQ で調査し，それぞれの個人の DRD_4 の多型を調べたところ，新奇性追求得点の高い個人は，DRD_4 遺伝子の第3エクソンに繰り返し配列の数が有意に多く，さらにこの関連は，遺伝子型が異なる同胞対で比較した結果でも確認され，信頼性が高いことが示された。われわれも日本人を対象とした研究で同様の結果を確認している[31]。DRD_4 と新奇性追求との関連が報告されたとき，われわれは既に，DRD_4 と大うつ病との関連を見いだして，報告していた[28]。すなわち，大うつ病では，DRD_4 遺伝子の第3エクソンにある繰り返し配列数が，対照群に比べて有意に少なかったのである。推論の上に推論を重ねることになるが，大うつ病患者にみられた遺伝子の特徴は，疾患ではなく，その（保守的で固執する）病前性格を反映しているのではないかとも考えられる。

　もう一つの関連は，セロトニン・トランスポーター（5-HTT）遺伝子の多型と不安・抑うつスコアとの関連である。5-HTT 遺伝子にはそのプロモーター部位に44塩基対の長さの異なる二つの対立遺伝子（長い型をL遺伝子型，短い型をS遺伝子型と呼ぶ）が存在する。*In vitro* の研究であるが，これらの遺伝子を培養細胞に発現させると，S遺伝子のトランスポーターは，L遺伝子のそれに比べて，セロトニンの取り込み機能が低いことが報告された。そしてこのS遺伝子をもっている人は，もっていない人に比べて，不安・抑うつのスコア（neuroticism）が有意に高いことが示された[24]。その後，同グループは，うつ病患者においてS遺伝子の頻度が健常対照群に比べて有意に高いことを報告している[5]。しかし，日本人を対象としたわれわれの追試では，5-

HTT 遺伝子と neuroticism との関係性を確認することはできなかった[29][注4]。

　人格傾向と関連した遺伝子を解明していくためには，多遺伝子遺伝や遺伝子の多面発現にもとづく遺伝子型と表現型の関連，さらに両者間に介在する文化や習慣も含めた環境と遺伝子の相互作用，といった複雑な問題を解決していかなければならないだろう。複数の遺伝子の関与，さらに多数の環境的要因が関与していることを考えると，曖昧な結論に終始するのではないかといった危惧は確かにあろう。しかし，その過程のなかで，人の行動様式や心理状態，あるいは悪影響を与える環境的要因についての理解が深まり，疾患の予防や診断，適切な治療法の選択，あるいは経過の予測を可能にするような知見が得られるに違いない。

(6) 遺伝子からみたうつ病の構造

　ここで，メランコリー（あるいはその病前性格）の関連遺伝子を性格 - 誘因（環境）の関係のなかに組み込みなおして，うつ病の生物学的構造の解析をさらに進めてみよう（図1）。

　最も一般的に考えられている発症過程は次のようなものになろう。前述したように，メランコリーの関連遺伝子群（内因）は，量的に過度の心理的負荷を受けたときに発症する，という，いわゆる"誘発される内因"である。この場合でも，負荷の量的な問題だけではなく，人によって異なる，脆弱性と環境との特異性（酵素とその基質の如く）が問題とされ，当然ながら治療の焦点ともなるはずである。

　既に議論したように，メランコリー関連遺伝子群が規定しているのは，実は病前性格にほかならないのかもしれない。飯田は，古くより遺伝子型→基本的な人格部分→病前性格→気分障害への発展，という視点をもち，うつ病双生児不一致例を詳細に解析し，メランコリー親和型の発達過程を記述している[11]。

　この性格形成に関わる遺伝子群，うつ病への脆弱性（あるいは抵抗性）を決

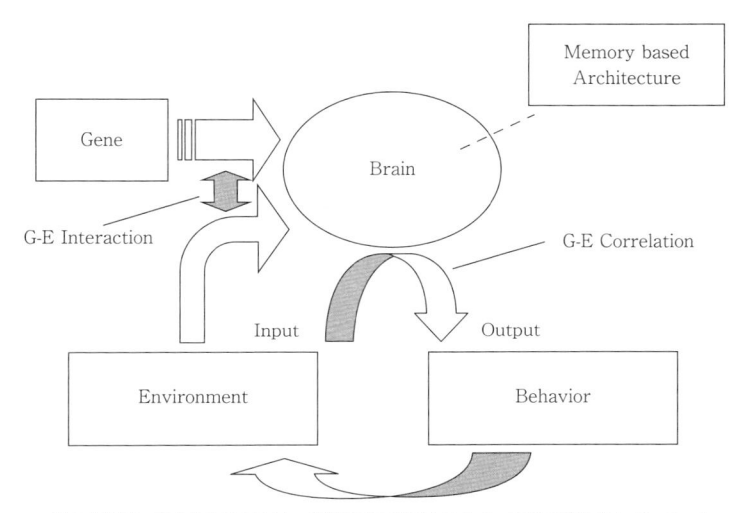

第 2 章　うつ病の行動遺伝学的構造

　脳の発達期，脳を作る遺伝子は，感覚情報の影響を受けて，回路を作り出していく。入力が繰り返されるならば，その入力を処理する回路は強化される。逆に入力が無いとき，回路は淘汰されてしまう。このような脳の生成過程はニューロン・ダーウィン主義（neuronal Darwinism）とよばれる。
　脳はこのような生成過程にあっても，つねに入力情報を出力に変える器官でもあるという二重性をもつ。脳を作り作動させる遺伝子は，行動という出力に影響することで，環境に影響を与え，またその環境は，出力主体に対して，再び入力情報となって反響する。これが遺伝子‐環境相関の基本図である。また特定の脳の遺伝子に働く環境があり，両者の交互作用は特定の行動を作り出す。

図 1　脳・遺伝子・環境・行動の相関

定する遺伝子群，類型に影響する遺伝子群のそれぞれが独立した別のものである可能性もある。病前性格が誘因を招くとして，その性格の持ち主がそろってうつ病を発症するわけでも，類似の病型を発症するわけでもないからである。適応障害でとどまる人もいれば，不安障害になる人や心身症になる人がいる。また気分障害へと導かれるとしても，病理は，メランコリーだけではなく，軽症うつ病，妄想を伴うメランコリア，躁病，ラピッド・サイクラー，気分変調とさまざまである。

　気分障害の関連遺伝子をもつ者の行動上の表現型が，環境により異なって現れると考えることも可能である。すなわちその人の行動は，通常の環境下では特徴的な病前性格として観察されるが，それがひとたび過度のストレス

環境に立たされると気分障害として診断される，と考えるわけである。循環気質が双極性障害へと発展する過程はこの構造で説明できる。この場合は，執着性格からメランコリーへの変形と違い，表現型の変化は量的なものにとどまる。

ここに単純化してあげた構造モデルは，そのいくつかが同時に起きていることも考えられる。いずれの場合も，病前性格は気分障害の発症に何らかの様式で関わる，と見なすことにおいては違いがない。

(7) 遺伝と環境の交互作用

古くから，うつ病関連遺伝子と環境との間に鍵と鍵穴のような反応が起こる，交互作用（gene-environment interaction；γGE）が知られていた（図1）。つまり，近親者にうつ病をもつものは，環境からの影響を強く受け，うつ病を発症しやすい[23]。同じ環境であっても，遺伝子群をもっているかいないかにより，個体に及ぶ影響に違いが生じるのである。近年さらに，環境（ライフイベント）の影響を受ける遺伝子が同定された。詳細は第9章「うつ病の生物学――モノアミン仮説を越えた展開」にて紹介するが，セロトニン・トランスポーター遺伝子（5-HTT）の多型とストレス状況因との交互作用がうつ病の発症に関与している可能性が，誕生後から26歳までの経過を観察したCaspiら[3]により報告された。つまり，5-HTTのS遺伝子型をもつ個人は，ライフイベントの数に応じて大うつ病の罹患率が高くなるが，L遺伝子型の個人では，ライフイベントとうつ病罹患との関係がなかったのである。つまりライフイベントは特定の5-HTT型をもつ個人にのみ，誘因として作用するのである。この追跡研究では，さらに，養育時の虐待により形成されるうつ病の脆弱性との間にも，5-HTT遺伝子が介在することが報告されている。5-HTT多型が病前性格に関係するのか，病的可塑性に関係するのかは定かではない。

(8) 遺伝と環境相関からみた執着性格の形成と破綻

これまでは遺伝（nature）とは"独立した"対立概念として捉えられること

の多かった環境（nurture）にも遺伝の影響が無視できないと考えられている。従来より遺伝情報の発現に環境の影響の大きいことは知られていたが，遺伝子から環境へ向かう作用があると主張される。つまり，両者は双方向に影響し合うものらしい。この現象を遺伝子 – 環境相関（gene-environment correlations）と呼ぶ（図1）。しかもそこには後述するように複数の様式が推定されており，少しずつではあるがその存在を支持する証拠も現れてきている[36]。

Gene-environment correlations は，人の生涯を通じて，その行動や社会環境に影響し続けるが，なかんずく神経回路の選択淘汰過程に際して重要な役割を果たしていることは間違いなさそうだ。脳の神経回路は，将来必要ない無駄な配線も含めて，遺伝的に決定される形で大まかな配線ができあがる。生後8ヵ月で，シナプスの数は最大になる。その後の知的あるいは運動性の学習によって，よく使われる神経回路では次第に特異性の強い結合が導かれる一方で，後天的に不要とされる回路は間引きされていく。このような神経回路の形成様式を指して，神経回路の選択淘汰（あるいはニューロン・ダーウィン主義）と呼ばれることがある。例えば，運動能力にしろ学術的な能力にしろ，生まれつき優れている子に，適切な環境が与えられれば，さらにそれらの能力に磨きがかかるに違いない。同様のことは性格についても言える。例えば生まれつき愛想の良い子は，親の愛情を引き出しやすく，それを学習することにより（神経回路は強化され）さらに愛想の良い子に育つだろう。

このように，環境の影響を強く受けながら発達する脳は，逆に性格や行動を介して個人をとりまく心理社会的環境に影響を及ぼすことになる。運動や芸術の才能に恵まれた子は，優れた指導者の指導を受ける機会や専門の教育機関への進学の機会が与えられるなど，その才能をさらにのばせるような環境が増えることだろう。

Gene-environment correlations の概念を導入することで，性格の形成や精神病理の生起がどのように説明され得るのか，さらに詳しく紹介してみたい。

ある精神病理と関連する遺伝子群をもつ親は，子にその遺伝子を伝えるとともに，自らがその遺伝子の影響を受けた行動様式により，子が精神病理を

さらにもちやすい環境を作り与えてしまう可能性が想定される。これをRutter & Plomin[36]は，passive gene-environment correlations と呼んでいる。例えば不安傾向の強い親が，その遺伝子を子に伝えるとともに，子の不安を助長する環境を作り，その遺伝子の表現型の形成が強化されるような場合がそうである。

　一方，生得的に反社会的な性格傾向をもった場合，その性格傾向のために，周囲の人から懲戒的な態度を招き，後天的にもその性格傾向が促進されるかもしれない[37]。このように，ある遺伝子を基盤として生まれる性格が他人から特定の感情反応を惹起し，その遺伝子の持ち主の性格の形成に影響が及ぶような場合を，evocative gene-environment correlations と言う。

　車を運転するときにどの程度のスピードを好むか，運転の際に必ずシートベルトをするかなど，損害回避傾向の強い人とそうでない人とでは，事故に遭う頻度はもとより，事故の場合に受ける障害の程度にも差が現れるだろう。このように，遺伝子は，それをもつ個人を特定の環境に高頻度にさらせることがあるだろう（active gene-environment correlations）。友人の数や仲間の性質，離婚，非合法な物質の乱用や依存，これらによってもたらされる経済的転帰などは，自らの遺伝子の影響を受けた性格や行動により左右される面もあることは否定できそうにない。外傷や感染といった，かつては疑いもなく"外因"と見なされていたことであっても，遺伝子の影響を受けた性格や行動が関与することで，その頻度や程度に違いが生じると考えられるわけである。

　"遺伝子は環境を作る"あるいはDawkins流に"環境は延長された表現型である"と言い換えることもあながち的はずれではない。私たちの文化（その一部にしろ）さえも遺伝子の影響を受けて作られるものであり，遺伝子と文化は共進化する余地があるのかもしれない。

　最後に，執着性格が気分障害の発症規定因子であると仮定し，gene-environment correlations の概念を導入することで，執着性格の形成と気分障害への破綻の過程をスケッチしてみよう。

仮に執着性格の核となる性格（これが何かが未解決である）の形成に関与する遺伝子群があり，それを与えられた子がいるとする。同じく執着性格をもつ親が作り出す養育環境やそのような性格を貴しとする文化的風土で育つことにより，その子の執着性格は後天的にも強化されるだろう（passive G-E）。繰り返しになるが，この考え方に立てば，文化・習慣が異なれば，遺伝子との相互作用で作られる性格は異なったものとなり，異なる文化間でうつ病の病前性格として捉えられるものが外見上一致していなくともなんら不思議ではないことになる。

強固な執着性格の持ち主となった人は，やがてはあらたな gene-environment correlations に巻き込まれることになる。すなわち，執着性格を貴しとする社会[注5]では，その性格の持ち主は尊ばれ，周囲からの信頼も厚く，より責任の重い地位への昇格の機会も増えることだろう（evocative G-E）。その行動ゆえに，頼まれる仕事を断ることもできず，また自らも周囲の期待に過度に応えようとして無理を重ねるに違いない（active G-E）。

自ら作り上げた世界の虜となり，周囲の期待，評価に応えようとすることは，つねにあるがままの自己の常態的否定とその外延にある自己喪失へのおびえとを表裏一体とする行為である。際限なく増幅される性格と環境の円環が破綻を迎えるとき，メランコリーが訪れる。

おわりに

本章では，進化学からみたうつの究極因を考え，うつ病を個体防御行動としてのうつ情動の均衡が破綻した現象と位置づけた。また病前性格を精神生物学的な発症規定因子と想定して，近年めざましく進んでいる性格の人間行動遺伝学的研究を資料として紹介し，メランコリーの遺伝子－環境相関による構造解析を紹介した。

ヒトはヒトからしか生まれない，という生物史の必然から誰も逃れることはできない。しかしまた「人は人として生まれるのではなく，人になる」（森

有正）存在でもある。人は，その人が生きる社会の歴史とその人が生きてきた個人の歴史の流れのなかを生きる。喪失や敗北にしても，それがいかなる意味をもつのかは，生物史に加え，その人の個人史や社会史のなかで決まることである。さらに忘れてならないのは，遺伝子に起きる突然変異，減数分裂の際の染色体間の乗り換え，受精卵の着床の成否，妊娠中の胎内環境，出産時の条件，そしてその後の長い年月をかけた発達と，すべては偶然と必然とが交差する世界である。人のこころやその病を理解することは途方も無く困難なことのように思える。しかし，次の100年に，脳科学と分子生物学とは相乗的に輝かしい前進をもたらし合い，脳についての私たちの知識は爆発的に増え，進化学にも飛躍的な発展がみられるであろう。私たちは，人の行動の近因と究極因とを，Chomsky N[4]を援用すれば生得的で普遍的な深層構造と，それを修飾し変形し，行動あるいはその異常として生起させる仕方とを，かなりよく理解できているであろう。

　手がかりは行動遺伝学である。人間行動遺伝学は，精神疾患の生物学的現象，心理学的現象，そして社会学的現象として観察される事象を，理論と証明によって，とぎれなく接合し，統一するための有力な方法論である。それはまた，予防や早期発見，より特異的な治療法を見いだせる可能性を含んでいるように思う。

注
〔注1〕　さらに問うならば，脳は，自らが作り出した科学・技術のもつ，予想すら困難な影響力を，共生的繁栄のために使いこなす能力をそもそも備えているのだろうか。
〔注2〕　もっともこの誤解が唾棄すべき優生思想を生む土壌ともなるのだが……。
〔注3〕　過去の経験や文化・社会の付与する意味を参照し，自己言及する生物学的機構である。
〔注4〕　日本人ではS遺伝子をもつ割合がおよそ80％で，白人に比べてかなり多い。そのことが，結果を不明瞭にした可能性がある。
〔注5〕　高度経済成長期以降，共有価値観の喪失と剝き出しの「市場原理主義」や「自由競争」のような資本主義精神の跋扈とがあいまって，これまで経験したことがなかったような「甘え」のきかない状況に企業・労働者ともに投げ出されることになった。

タテ社会を陰で支えていた日本的なセーフティーネット（系列内取引と終身雇用）が崩壊し，タテ社会的な職場の人間関係が実質的な保証を失ってしまったと言える。このような職場環境のなかでは，メランコリー親和型を尊び養う土壌が失われてしまうと推測できるだろう[10]。メランコリー親和型は，自由競争のなかで機敏に他を出し抜き自己の利益を追求することよりも，身近な職場や家庭での常識的な秩序を大切にして安心することを望む。既成の秩序・やり方を破棄・刷新することによって利潤を生み出して成立しているグローバル化した資本主義のなかでは，メランコリー親和型が形成されにくく，またそのニッチは少なくなってきていることが予想される。

文　献

(1) Benjamin J, Li L, Patterson C, et al.：Population and familial association between the D₄ dopamine receptor gene and measures of novelty seeking. Nature Genetics 12：81-84, 1996.
(2) Bowlby J（黒田実郎ほか訳）：母子関係の理論Ⅰ．岩崎学術出版社，1976.
(3) Caspi A, Sugden K, Moffitt TE, et al.：Influence of life stress on depression：Moderation by a polymorphism in the 5-HTT gene. Science 301：386-389, 2003.
(4) Chomsky N（川本茂雄訳）：言語と精神．河出書房，1980.
(5) Collier DA, Arranz MJ, Sham P, et al.：The serotonin transporter is a potential susceptibility factor for bipolar affective disorder. Neuro Report 7：1675-1679, 1996.
(6) Dawkins R（日高敏隆ほか訳）：延長された表現型．紀伊國屋書店，1987.
(7) Furukawa T, Nakanishi M, Hamanaka T：Typus melancholicus is not the premorbid personality trait of unipolar（endogenous）depression. Psychiatry and Clinical Neurosciences 51：197-202, 1997.
(8) 広瀬徹也：「逃避型抑うつ」について．宮本忠雄編，躁うつ病の精神病理2．pp61-86，弘文堂，1977.
(9) 井口博登：日本におけるグローバリゼーションの進行とメランコリー親和型．臨床精神医学34：681-686, 2005.
(10) 井口博登・神庭重信：テレンバッハの『メランコリー』における認知過程の位置づけ．臨床精神病理25：191-208，2004.
(11) 飯田真：メランコリー型の発達史——うつ病双生児の不一致症例．飯田真編：躁うつ病の精神病理3．pp1-20, 弘文堂，1979.
(12) 神庭重信・中村中・木下徳久：うつ病の長期薬物療法——再発への対応．精神経誌96：396-404，1994.
(13) 神庭重信：躁うつ病の脳科学——方法論から臨床研究まで．星和書店，1995.
(14) 神庭重信：躁うつ病の生物学的構造——性格の行動遺伝学が明らかにしたもの．村崎光邦・上島国利編，Central Nervous System Today-1. pp47-51, ライフサイエンス，1998.

⒂ 神庭重信・坂元薫・樋口輝彦：気分障害の臨床．第1章ならびに第2章討論，星和書店，1999．
⒃ 神庭重信：環境の遺伝規定性からみた「内因性」概念．精神経誌 102：281-285, 2000.
⒄ 神庭重信・平野雅己・大野裕：病前性格は気分障害の発症規定因子か．精神医学 42：481-489, 2000.
⒅ 神庭重信編：社会脳．分子精神医学 4 (1)，2004．
⒆ 笠原嘉：現代の神経症——とくに神経症性 apathy（仮称）について．臨床精神医学 2 (2)：153-162, 1973.
⒇ 笠原嘉・木村敏：うつ状態の臨床的分類に関する研究．精神経誌 77：715-735, 1975.
(21) 笠原嘉：うつ状態の臨床的分類（笠原・木村）に関する研究．精神経誌 81：786-790, 1979.
(22) 笠原嘉：アパシー・シンドローム——高学歴社会の青年心理．岩波書店，1984．
(23) Kendler KS, Kessler RC, Walters EE, et al.：Stressful life events, genetic liability, and onset of an episode of major depression in women. Am J Psychiatry 152：833-842, 1995.
(24) Lesch KP, Bengel D, Heils A, et al.：Association of anxiety-related traits with a polymorphism in the serotonin transporter gene regulatory region. Science 274：1527-1531, 1996.
(25) Liu D, Diorio J, Tannenbaum B, et al.：Maternal care, hippocampal glucocorticoid receptors, and hypothalamic-pituitary-adrenal responses to stress. Science 277：1659-1662, 1997.
(26) Mayr E（八木貞雄ほか訳）：進化論と生物哲学．東京科学同人，1994．
(27) Mayr E（八木貞雄ほか訳）：これが生物学だ．シュプリンガー・フェアラーク（東京），1999．
(28) Manki H, Kanba S, Muramatsu T, et al.：Dopamine D_2, D_3 and D_4 receptor and transporter gene polymorphisms and mood disorders. Journal of Affective Disorders 40：7-13, 1996.
(29) Nakamura T, Muramatsu T, Ono Y, Matsushita S, Higuchi S, Mizushima H, Yoshimura K, Kanba S, Asai M：Serotonin transporter gene regulatory region polymorphism and anxiety-related traits in the Japanese. American Journal of Medical Genetics 74：544-545, 1997.
(30) 大野裕・中村健二：人格障害（福島章ほか編）．金剛出版，1995．
(31) Ono Y, Manki H, Yoshimura K, Muramatsu T, Mizushima H, Higuchi S, Yagi G, Kanba S, Asai M：Association between dopamine D_4 receptor (D_4DR) exon III polymorphism and novelty seeking in Japanese subjects. American Journal of Medical Genetics 74：501-503, 1997.
(32) Ono Y, Ando J, Onoda N, Yoshimura K, Momose T, Hirano M, Kanba S：Dimensions of temperament as vulnerability factors in depression. Molecular Psychiatry 7：948-

953, 2002.
- (33) Plomin R：Nature and Nurture. Brooks/Cole, 1990.（安藤寿康ほか訳, 遺伝と環境. 培風館, 1994.）
- (34) Plomin R, Owen MJ, McGuffin P：The genetic basis of complex human behaviors. Science 264：1733-1739, 1994.
- (35) Premack D, Woodruff G：Does the chimpanzee have a theory of mind? Behav Brain Sci 4：515-526, 1978.
- (36) Rutter M, Plomin R：Opportunities for psychiatry from genetic findings. Brit J Psychiatry 171：209-219, 1997.
- (37) Rutter M：Nature-nurture integration：The example of antisocial behavior. Am Psychol 52：390-398, 1997.
- (38) 佐藤哲哉：気分障害の病前性格. 臨床精神医学 29：863-876, 2000.
- (39) 下田光造：精神衛生講話. pp85-87, 同文書院, 1957.
- (40) Spitz R（古賀行義訳）：母-子関係の成り立ち——生後1年間における乳児の直接観察. 同文書院, 1965.
- (41) Suzuki J, Yoshiya L, Murashima L, et al.：Etiology of psychiatric and neurological disorders and abnormal plasticity. In, ed. by Toru M., Neurotransmitters in neuronal plasticity and psychiatric disorders. pp64-79, Excerpta Medica, Tokyo, 1993.
- (42) 樽味伸：現代社会が生む"ディスチミア親和型". 臨床精神医学 34：687-694, 2005.
- (43) Tellenbach H：Melancholie：Problemgeschichte, Endogenität, Typologie, Pathogenese, Klinik. Berlin/New York：Springer-Verlag, 1961/1974.（木村敏訳, メランコリー. みすず書房, 1978.）

補　遺——社会行動の生物学的基盤——

はじめに

　人の行動特性に関する行動遺伝学は，遺伝子‐環境相関というプロセスへの着目によって，「素因」対「環境」という従来の対立軸を，より豊かに開拓できる可能性を提示した。精神医学の背景を構成していながらも，しばしば抽象論に終始してしまう bio-psycho-social モデルが，脳と環境の相互作用に目を向けることで，われわれの前にリアルに立ち現れてくるのである。

　このテーマに入る前にまず脳の進化を問題にしよう。現代人の脳が完成するのは，ホモ・サピエンスが誕生した 20 万年前のアフリカであったと言われる。人類は 50〜100 人の群れを作り，大型獣や他の部族から狙われる危険を抱え，飢餓と隣り合わせに生活した。このときを最後として脳に大きな進化は起きていない。われわれは，20 万年前の環境適応に成功した脳をもっている。人の社会行動も，この脳に組み込まれた基本的行動から自由ではない。

　一方，マクロな環境としての文化に視点を移せば，部族社会の掟（Hayek FA von）に象徴される，さまざまな社会文化的要因が，行動のあるいはその遺伝子の修飾因子であることは言うまでもない。個人には社会が至る所に浸透している（Durkheim E）。したがって人は，遺伝子と文化により二重にコードされていると言い換えることができる。

(1) 社会脳の誕生

　人は，複雑な人間社会に適応するために，社会的認知を進化させる必要があった。その過程で構築してきた特異的なニューラル・ネットワークがいわゆる社会脳（Social Brain）である。社会脳とは，複雑な社会に適応するための系統発生と個体発生の'進化の歴史'の所産であり，ヒトを含む多くの生物を社会的存在となしているニューラル・ネットワークである。

社会的認知の主な要素には，顔，表情，視線認知，心の理論(Theory of Mind)，そして共感などがある。われわれにとっても，われわれの祖先にとっても，視線の方向や特定の表情の認識は，社会生活で特に重要であった。この進化的に古い神経ネットワークは出生時に既に存在しており，乳児は視線の方向や特定の表情に特異的に反応する。遙か以前に作られたこのニューラル・ネットワークは，顔の表情や雰囲気への反応を積み重ねながら，のちの成長過程で遭遇する社会的経験により発達していく社会的認知機能の神経基盤なのである。

人は，社会的認知を司る社会脳の働きにより，環境のなかで最適に生きるための社会的知識の獲得や，社会的情報の知覚と表象の処理という高度に発達した認知の情報処理が可能となる。情動にも影響されながら，自己および他者の意思と行動を表象し，それと同時に区別するという，制御された社会的認知により，自己を社会的存在となし，社会的成功に導く社会知能が展開される。社会脳の働きにより，人は社会的相互作用の複雑さのなかにあっても，他者との間の心理的相互交流が可能となり，社会的コミュニケーションが成立する。さらに，社会的認知は，認知的流動性と呼ばれるこころの状態を経て，新たな知的能力を生む。形而下の特定の対象物のみならず，形而上の概念の理解にまで関与するとされている。それゆえに，社会的認知は，進化の過程で獲得してきた高次脳機能であるとともに，人のこころの本質であると考えられる。

(2) 社会脳とその発達における遺伝子・環境相関

社会脳とは，眼窩前頭皮質，上側頭回領域，扁桃体を主たる領域とするニューラル・ネットワークである。右頭頂皮質，島皮質，大脳基底核，側頭頭頂接合部，頭頂極なども，社会脳の二次的役割を担う部位として確認されている。これらの社会的認知ニューラル・ネットワークが，ヒトの社会的認知を司っている。社会脳の提唱には，アカゲザルの補足運動野に存在する神経細胞体であるミラー・ニューロン（mirror neuron）の発見が関係している。

脳の神経ネットワークでは，1000億それぞれの神経細胞が，別の神経細胞とシナプスを作り，連結を「行う／行わない」というシナプス情報をコードするが，この情報量はヒトゲノムの保有できる情報量をはるかに越えてしまうと言われる。つまりヒト細胞がもっている全ゲノム情報量で，ニューロンの結合を網羅的にコードすることは不可能なのである。したがって，少なくともヒト脳におけるニューロンの結合は，後天的に環境情報の入力との相互作用のもとに動的にも構築されていく。

　ヒト脳の発達のなかで，胎児期から生後2年前後までの期間に，神経細胞の過形成とシナプスのトリミングが行われる。そしてネットワークは神経可塑性のもとにコードされ，頻用される神経回路は「強い」結合（選択）が形成され，不要な回路は剪定（淘汰）されることになる。例えば，運動能力にしろ学術的な能力にしろ，生まれつき優れている子に，適切な環境が与えられれば，それらの能力にさらに磨きがかかるに違いない。またその逆も成立する。同様のことは社会的認知についても言える。社会脳は，おかれた社会文化的環境への適応と不適応を繰り返しながら，学習と淘汰とを繰り返しながら，形づくられていく。

　このような，遺伝的に設計されている神経回路と，その後の変容における環境との関わりは，遺伝子と環境とが双方向的に影響しあう，遺伝子－環境相関（gene-environment correlations：G×E）と呼ばれる。発達心理学でしばしば言及されるPiaget Jの用語にならえば，生体が環境にあわせて知識の基盤を修正する「調節」と，逆に環境の認知が生体の尺度にあわせて解釈される「同化」という，二つの適応プロセスの相互作用と言える。特に「同化」のプロセスは，これまでの，環境から遺伝子への一方向的な因果律とは逆に，遺伝子（および表現型）から環境の認知に向かう作用への着目を導く点で，重要性をもつことになる。この相互作用への着目は，「素因」対「環境」という従来の対立軸を相対化させ，後に述べるように，ある特定の素因あるいは表現型が，ある環境を誘導するという，気質にもとづく行動特性への視点を新たに意識させることになる。

(3) 社会脳とマクロな環境

　マクロな環境としての文化に視点を移せば，そこでのさまざまな社会文化的要因が，社会行動の修飾因子であることは，規範や道徳を持ち出すまでもなく自明である。さらに視野を移すと，例えば近親者を失った後の，親族や地域集団の協力のもとでの「喪の作業」は，個人の喪失体験を集団で共有し，特にその急性期の不安抑うつ反応を儀式行為のなかに埋没させる点において，遺伝子の反応を抑制する緩衝材としての機能をもち，例えばうつ病の発症を予防している装置であるとも言える。あるいはまた，さまざまな病苦に対する文化的「意味づけ」は，その者が苦難に耐えるために必要な作業であると主張される (Kirmayer LJ)。そして，その作業による苦難の象徴化と語りは，脅威を局在化させて生活世界を再構成する力をもつと指摘される。

　社会は，個人の意志，思考，感情，道徳などの個人意識の有機的総体として働く。人の感情や行動，さらにはそれらを司る遺伝子群が，どのように文化や社会を作り出すのか，またその文化や社会に人の行動がどのような影響を与えるのか。これらの疑問に答えるためには，個のレベルでの遺伝子 - 環境相関から集団のレベルでの遺伝子 - 環境相関までを射程に入れて，社会や文化の成立がどのように記述され得るのかを考える必要がある。

おわりに

　社会行動の生物学的基盤には脳の進化史が刻まれている。その進化の産物は，個体発生の過程において，「素因」対「環境」という対立ではなく，遺伝子 - 環境相関というプロセスをもって進行し，より豊かな行動として表れてくる。社会行動のニューラル・ネットワークと社会文化的動態との間に生まれる相互作用的スペクトラムを解析すること，それはDNAをローエンドとして始まるミクロな神経細胞動態から，ハイエンドであるマクロな社会文化的動態に至る，遺伝子 - 環境相関のスペクトラムを視野に捉えることであり，この壮大な謎が今後に残されている。

補遺文献

井上由美子・山田和男・神庭重信：社会脳（Social brain）．分子精神医学 4：1-6, 2004.

井上由美子・山田和男・神庭重信：「社会脳」と「心の理論」．分子精神医学 4：7-11, 2004.

井上由美子・山田和男・神庭重信：前頭前野と心理的相互交流．CLINICAL NEURO-SCIENCE 23：645-647, 2005.

神庭重信：こころと体の対話──精神免疫学の世界．文春新書, 1999.

神庭重信：養育環境と心の発達．心と社会 35：16-28, 2004.

神庭重信：うつ病の行動遺伝学的構造．広瀬徹也・内海健編, うつ病論の現在. pp. 1-23, 星和書店, 2005.（本章）

三浦智史・神庭重信：養育環境と脳の発達──恐怖と不安の病理．神経研究の進歩 50：127-132, 2006.

第3章

うつ病の多様性と社会学的理解

緒　言

　「うつ病（depression）のプロトタイプとはなにか」と問われるならば，私には「内因性うつ病」と呼ばれてきたものが思い浮かぶ。それはおそらく私がSchneider K や Kraepelin E の精神医学書，あるいはその精神医学観の流れのなかでうつ病を学んできたからだろう。ならば，DSM，ICD で育った世代の精神科医には，大うつ病のイメージが浮かぶのかもしれない。

　DSM-Ⅲは Research Diagnostic Criteria（RDC）を鋳型として作成され，RDC をさらに遡るとファイナー（Feighner）基準にいたる。Spitzer RL[51]の原著には大うつ病（RDC）について以下のような説明が書き残されている。

> 　　重症のうつ病（serious depressive illness）を総称する用語（generic name）は意見の一致をみていない。したがってわれわれは，大うつ病性障害（major depressive disorder）という用語を用いる。この名称は，多くのうつ病の亜型を含む診断名として十分に一般的なものだからだ。大うつ病は，従来診断ならば抑うつ神経症，退行期うつ病，精神病性うつ病，躁うつ病のうつ病相と診断される事例を含むことになる。（傍点は筆者）

　つまり，大うつ病の大は「重症」ということである。DSM-Ⅲは，それまでの，内因対心因，カテゴリー対ディメンジョンの長い混沌とした議論をひとまず棚上げにし，均質性や原因論に距離を置き，症状の重症度を尺度として

うつ病を囲い込んだのである．しかし時とともに，大うつ病の基準がどのような経過で作成されたのかは語られなくなった．そして，DSM-Ⅲ以降の生物学的研究や精神薬理学的研究のほとんどは，批判のない閉ざされた世界のなかで，大うつ病を対象として進められてきた．

　うつ病を生物学的疾病として付置づけ，病因の解明や病態に根ざした治療法を目指す立場に立てば，今日では減少したあるいは軽症化したと言われるものの，より均質な疾患として抽出しようとする内因性うつ病（endogenous depression）をプロトタイプとすべきである（内因＝生物学的と仮定されているので，実はこれは同語反復文である）．問題なのは，いかにして診断するのか，が依然として不確実なことである．しかも内因と呼ばれる実態がそもそも単一とは思えない（多因子疾患）上に，原因と症候との特異性が高くないという精神疾患の壁があることも忘れてはならない．

　一方で，研究対象としてア・プリオリに除外されてきた，非内因性うつ病には神経生物学的変化は起きていないのだろうか．起きているとして，内因性うつ病と非内因性うつ病では，質的な違いがあるのか，それとも単に量的な違いなのか，両者に共通性があるのか……．いずれの問いも答えは未知である．

　本章では，これまでのうつ病研究が未解決のままに残してきた数々の問題，概念の混乱を取り上げて，多少の整理を試みつつ，非内因性うつ病が増加している背景を考えてみたい．

　なお，「うつ病」をどう定義するかは，立場や考え方により異なり，われわれはいまだ共通言語を作り上げていない．遡ればメランコリアの時代に始まり，近代にうつ病が導入されてからも，その概念，診断・下位分類をめぐって，新たな研究が新たな混乱を招いていたかのような時代があった[4)(24)(33)(39)(40)(44)(48)]．今日に至っても，この問題をすっきりと解決することはとうてい不可能である．ここまで人口に膾炙している「うつ病」を死語にしないためには，諸外国にならってDSM，ICDの大うつ病をうつ病と読み替えるのが現実的であろう．しかし疾患としてのうつ病，すなわち内因性うつ病に

限定すべきである,という意見も少なくないことは承知しているし,理解もできる。

本章では,うつ病の亜型分類の試みがいまだ確実な水準に達していないことを論じる。したがって,自己矛盾を避けるため,便宜上,「うつ病」を,存在する診断基準や概念にとらわれず,病的な抑うつ状態(depression)を指して広く用いることにする。depression とはラテン語の de (down) と premere (to press) であり,17 世紀には depression of mind,すなわち「心的機能が抑制された状態」として導入された言葉である[48]。また病的とは,これを生物学的に規定できない以上,特にローエンドでは,主観的あるいは社会・文化的な判断を含まざるを得ないのである。主観から文化までを舞台とする精神医学を他の医学と同列に論じることはそもそもできない話である。

1 日本におけるうつ病プロトタイプの成立

わが国の精神科医の多くは,うつ病のプロトタイプを,中高年の模範的な男性にみると思う。几帳面で責任感の強い性格の持ち主が,期待される成果をあげられない状況のなかで,そこから逃避することができず,心身を削って仕事に埋没し,疲弊のなかでうつ病へと至る,このようなイメージを疑問もなくもっている。

この共有されたプロトタイプは,下田光造により作られ,平沢一[8]の精緻な臨床研究と Tellenbach H のメランコリー[55]の紹介によって定着したのではないかと,医療文化学者の北中淳子は指摘する[29]。下田は,躁うつ病(うつと双極性障害を含む一元論)の病前性格を調査し,几帳面,正義感が強い,ごまかし,ずぼらができない,熱心であり徹底的であり,律儀であることを見いだした。そして,この性格を「執着気質」と呼んだ[15][46](1941 年)。Tellenbach H がメランコリー論を著す 20 年前のことである。

さらに下田は,1949 年の論文[47]で,発症に至る過程について次のような仮説を展開する(以下は筆者の要約)。

"典型的には，ある期間の過労事情，誘因によって睡眠障害，疲労性亢進をはじめ，数多くの神経衰弱症状を発するが，これは，生物学的には，自己保存のための疾病逃避である。正常人では，情緒興奮性が減退し，活動欲の消失が起こって，おのずから休養状態になり，やがて疲弊から回復する。ところが，執着気質の持ち主は，その特有の感情興奮性の異常により，疲労に抗して活動を続け，ますますの過労に陥ってしまう。"

　つまり，執着気質とは，特有の感情興奮性の異常のため，疾病への逃避を自らに許さない気質である，と考えたのである。

　この疲労の頂点において，多くはかなり突然に，発揚症候群（躁病）あるいは抑うつ症候群（うつ病）になるという。しかし下田は，どのようにして，疲労の頂点において躁病やうつ病が発症するのかは不明である，と言い残した。この「なぜかわからない，突然の」過程こそがまさに「内因」であり，今日に至るも実態は未知のままである。すなわち下田は，執着気質の外側に了解不能な，そして生物学的に未知な内因を想定しており，気質が導く負荷が内因を解発すると考えていたようである。しかし，執着気質と内因とが同じ生物学的基盤を共有している可能性も否定できない。

　執着気質に先んじて提唱された Kretschmer E[32]の循環気質は，躁うつ病の精神病的な基本症状をより軽い程度に反映する性格特徴として取り出されたものである。彼は，正常範囲内のものを「循環気質」，より病気に近いものを「循環病質」とよんだ。基本的な特徴として「社交的，善良，親切，情味深い」があげられ，あり方としては「環境と共鳴してそれに溶け込む傾向」と言うことができる。この基本的特徴の上に，軽躁性の成分である「明朗，ユーモア，活発，激しやすい」というものと，陰うつ性の成分である「寡黙，平静，陰うつ，気が弱い」というものがそれぞれの例でさまざまな比率で混合して現れる。環境と共鳴する方向は他を拒否したり是正しようとしたりせずに，現実主義的に周囲の環境に適応しそこに溶け込み，ともに生き，ともに感じ，ともに苦しむという方向の生活のあり方を形成する。

　病前性格へ着目して患者を理解しようとする姿勢は，下田や Kretschmer

により日本の精神医学に根付き，ドイツから Tellenbach（1961 年）のメランコリー論が日本へ紹介されたときにも，これを抵抗なく受け入れる土壌を作っていたのだろう。

その後本邦では，病前性格における精力性，弱力性，強迫性，未熟性が躁うつ病の病相出現や症状形成とどのように関係しているかなどをめぐり，精神病理学の諸家による議論が盛んに行われた[9][20][39][40]。海外に目を向けると，ドイツでは Zerssen D von[61]が，スイスでは Angst J[34]が，それぞれに病前性格の実証的研究を精力的に進めた。拡大されたうつ病概念である大うつ病（DSM）になると，神経症的傾向（neuroticism）が病前性格として抽出される[25][26]。一方で，双極性障害の病前性格をめぐる議論は Akiskal HS らにより双極スペクトラム（bipolar spectrum）へと展開されていった[2][3]。

2　北米でのプロトタイプ

筆者はかつて，比較文化精神医学者の Kirmayer LJ（マッギル大学教授）と研究会で同席する機会があった。そこで「あなたにとってのうつ病のプロトタイプとはどのようなものか」と聞いてみたところ，彼は，「子どもたちが巣立った孤独感からうつ病になる中年女性」のイメージを口にした。日本のプロトタイプは男性であるが，うつ病はそもそも女性に多い病であるから，女性がイメージされるのはより自然ではないかと気づいた。しかし，子どもたちの巣立ちは心因である。うつ病のプロトタイプとして，彼は「内因性」であることにこだわっていないことがわかる。

DSM-Ⅲの大うつ病の診断基準は，1979 年に行われた APA 会員による投票で承認されている[54]。これは，大うつ病が，当時の米国の精神科医たちにとって，うつ病のプロトタイプとして違和感なく容認されていたことを物語っている。

しかしながら大うつ病は，病前性格・心因・特徴的な症状・治療反応性を判断に入れて（あるいは了解を手がかりに）うつ病を診断してきた日本の精神

科医には，すんなりと受け入れることができない診断基準であった。選ばれた九つの症状は，抑うつ気分を中心とした一般的な抑うつ状態にみられる症状であり，その程度が一定程度に強い，というところに定義の味噌があるようだ[50]。しかも冒頭にSpitzerの言葉を引用したように，大うつ病が規定するうつ病は，内因性うつ病を超えて非内因性うつ病を大幅に含むことを意図して作成されたのである。

この大うつ病基準は，偽陽性（false positive）が大きく，治療の成否を予測するパワーが弱い。米国で行われた大規模な臨床研究 Star*D では，大うつ病患者の二人に一人しか第一選択の抗うつ薬に反応しない[59]。しかも Kirsch Iらのメタ解析[28]によれば，軽症の大うつ病（この言い方に違和感をもつが）では，抗うつ薬とプラセボとの間に臨床的な差が認められていない〔注1〕。

いずれにしても，診断基準の見直しが必要である。特に重要なのは必須症状である。現在は抑うつ気分と失快感症の2症状が選ばれている。なぜ精神運動制止ではないのか，などの疑問ももっともである[39]。

3　メランコリア型大うつ病（DSM）をめぐる議論

DSM-Ⅲの初期の草案では，「従来より内因性うつ病と呼ばれてきたものは，大うつ病の重症型に他ならない」と判断されていた[62]。その後の改訂作業で，かろうじて大うつ病の亜型（メランコリア型）として残されている。ただ，この亜型については APA ワークグループが設置され，大議論が巻き起こった[63]。その結果，メランコリア型大うつ病が，独立した障害なのか，大うつ病の重症型にすぎないのか，は決着がついていないと判断したようだ。周知のように，この種の議論は，英国において "the Great Debate" として知られる大論争が延々とくり返されてきた歴史がある[24][44]。

メランコリア型大うつ病の診断基準（表1）をみると，内因性うつ病の症状が列挙されている[6]。それらは，「異質な気分，早朝覚醒，日内変動，著しい制止・焦燥，明らかな食欲不振，体重の激減，過度の罪責感」であり，従来

の精神医学のなかで内因性うつ病の特徴として記述されている生気悲哀（vitale Traurigkeit），あるいは生命感情の低下とつながる。これらの症状群は，大きく二つに分けて考えることができる。一つは，異質な気分，早朝覚醒と日内変動であり，大うつ病の症状と質的に異なるもので，診断感受性は低いが特異性は高いと思う。その他の症状は大うつ病の症状をより重症にしたものである。臨床的には，質的判断に比べ，「過度の」とか「明らかな」などの量的判断は客観性に乏しい。

早朝覚醒と日内変動が軽症のうつ病にも現れることがあ

表1　DSMにみるメランコリア型大うつ病診断基準の変遷

DSM-Ⅲ　基準A	・興味・喜びの消失
基準B（3<）	・異質な気分 ・早朝覚醒 ・朝方の症状悪化 ・著しい制止・焦燥 ・明らかな食欲不振・体重減少 ・過度・不適切な罪責感
DSM-Ⅲ-R（5<）	・興味・喜びの消失 ・快刺激への反応消失 ・異質な気分 ・早朝覚醒 ・朝方の症状悪化 ・著しい制止・焦燥 ・明らかな食欲不振・体重減少 ・性格の問題なし ・過去の完全寛解 ・過去の抗うつ薬への反応
DSM-Ⅳ　基準A	・興味・喜びの消失 ・快刺激への反応消失
基準B（3<）	・異質な気分 ・早朝覚醒 ・朝方の症状悪化 ・著しい制止・焦燥 ・明らかな食欲不振・体重減少 ・過度・不適切な罪責感

り，私はこれらを「内因性の香り」として臨床的に重視している。治療への比較的良好な反応と相関すると思うが，DSM診断では，軽症のメランコリア型うつ病は想定していないので，これらの質的特徴を診断に生かすことができない。

1980年前後には，内因性うつ病を対象として，デキサメサゾン抑制試験やREM睡眠潜時など，生物学的研究が盛んに行われていた。DSM-Ⅲの作成にあたっても，暫定的にメランコリア型大うつ病をカテゴリーとして残し，内因の本態をさらに浮かび上がらせることを期待したはずである。

ところが皮肉なことに，DSMの浸透とともに，生物学的研究はメランコ

リア型大うつ病ではなくて，大うつ病を対象とするようになった。この流れに異論を唱えるものの声は大きくなかったように思う。

この理由として，メランコリア型大うつ病は症例が少ない上に，病態が重いため，研究対象としづらかったことがあげられる。またメランコリア型大うつ病の診断基準が抱える問題にも原因があったようだ。すなわち，DSM-Ⅲの診断基準は，家族歴との相関が無く，治療転帰を的確に予測しなかったのである[38][63]。そこで，DSM-Ⅲ-Rでは，強引に，①性格の問題がない，②過去の完全寛解歴，③過去の抗うつ薬への良好な反応歴の3項目が加えられている。しかし診断基準に既往歴を加えることには異議が出され，DSM-Ⅳでは，これらの項目は削除されて，DSM-Ⅲに戻った形にまとめられた（表1）[45]。

この亜型の診断基準にもさらなる検討が求められる。必須症状として，①すべての活動への興味・喜びの消失，②快刺激への反応消失の2項目が選ばれている。どちらも脳内報酬系（reward system）の障害である。生物学的リズム障害と結びつきそうな質的症状が軽視されている。

余談になるが，メランコリア型大うつ病にしても大うつ病にしても，「快感を失うこと（anhedonia）[43]」が重視されている[49]。うつ病の患者のなかに，抑うつ気分を訴えないこともある，というので大うつ病の必須症状に加えられた[51]。疾患のどの症状を重視するかは，文化的影響があるのかもしれない。少なくとも，ストア主義やピューリタニズムの文化では，働けないこと（制止や意欲の低下）が強調されることはあっても，快感がないことはさほど重視されないのではなかろうか。

メランコリア型が独立した群なのか，あるいはうつ病の重症型に過ぎないのかという永年の議論[30]に終止符を打つためには，メランコリア度（メランコリア型症状の数）と生物学的な独立変数との相関を調べることが必要である[23]。メランコリア度が高くなり，ある特異点（point of rarity）を超えた時に急に独立変数が変化するようであれば，疾患Aと疾患Bは質の異なる疾患であると考えることができる[63]（図1）。

一方，メランコリア度が高まるにつれて，独立変数も連続して変化するよ

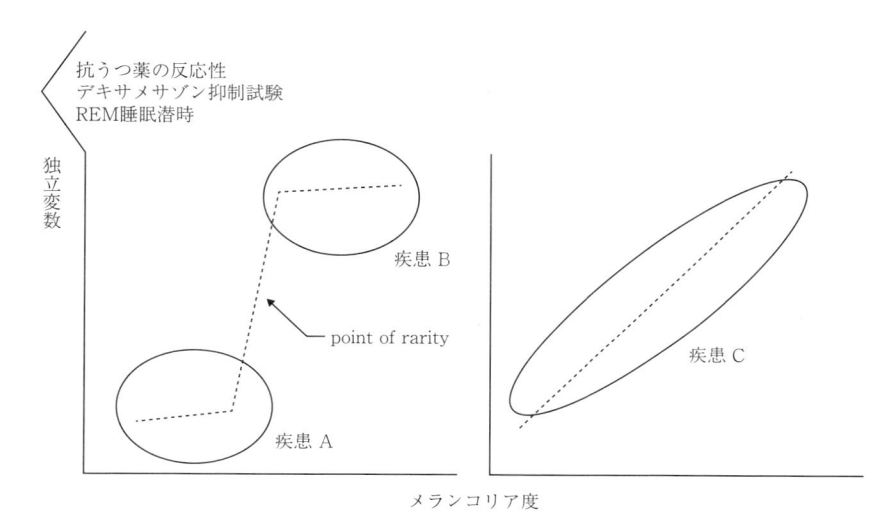

第3章　うつ病の多様性と社会学的理解

図1　うつ病の生物学的分類
(Kendell R E (1972)[23]より修正して引用)

うであれば，メランコリア型はうつ病の重症型なのだろうと言える。実際，これまでに検討されてきた生物学的指標[41]である，抗うつ薬の反応性，デキサメサゾン抑制試験，REM睡眠潜時の結果は，厳密に言えばどちらのモデルにもフィットしないため，いまだ結論は宙に浮いたままである[62)63]。Kuhn Rのイミプラミン報告以来，三環系抗うつ薬は内因性うつ病に特異的に効果を現す，と思われてきた。意外に思われるかもしれないが，「プラセボ対象試験の結果は，内因性うつ病で若干はよいものの，抑うつ神経症でも有効性が示されている」とPaykel ESは総括している[42]。

　最後に，近年になりやっと，コペンハーゲン会議（2007年）の開催[36]やTaylor MAとFink Mによる*Melancholia*[54]の出版（2006年）にみるように，欧米にも内因を重視する流れが生まれつつあることを紹介しておく。新たな生物学的指標による研究が必要なのである。

4 では内因性うつ病は単一概念か

　ここで，メランコリア型大うつ病の導入とともに姿を消した「内因」について，若干の考察を加えておく。もともと植物学上の用語であった「内因」は，1893年にMöbius PJにより精神医学に導入され[48]，原義では，外的環境とは独立した原因を指していた。つまり植物の生長を支える種と土壌の関係を想定していて，種に内在するものが内因であり，土壌に相当するものが心因であると理解された。

　Lange Jの「生命感情の低下」，Schneiderの「生気抑うつ」は，内因性うつ病の特徴を，病態仮説を含んで描出したものである。Kraepelinは「抑うつ気分，思考制止，欲動低下など」として特異的な症状のあることに言及している。これらは，内因性うつ病を外形から診断しようとする試みである。

　Schneiderがさらに踏み込んで述べているように，内因は誘発されることがある。またKraepelinが書いているように，躁うつ病の経過では，軽症のうつ病像も現れる。したがって，発症形式や症状の重症度・特徴だけを手がかりとするならば，(軽症や心因が明確な場合に) 内因性うつ病を見逃してしまう。

　そこで内因性うつ病を診断する上で重要なことの一つは病前性格への着目である。「笠原・木村分類」[19]は，内因性うつ病の病前性格として，メランコリー／執着／循環をあげている。前述のように，執着気質・メランコリー親和型が，自らをうつ病発症へと追い込む過程が，内因性うつ病を代表しているだろう。循環性格者のうつ病は，近年の分類に習えば，気分循環性障害，双極Ⅱ型障害として，あるいは少なくとも双極スペクトラムに分類されるかもしれない（双極スペクトラムは紛れもなく内因性である）。双極性うつ病は，今ではうつ病性障害とは区別されているが，かつては内因性うつ病を構成する一型であった。ただし現在でも両者の連続性を支持する意見は根強くある[5][53]。われわれの目には，(軽) 躁病が現れて診断が変更される前の双極性う

つ病は，再発も多く，その症状も形式も内因性うつ病であるかのように映ることが多いと思う。

心因によらないという発症形式，および生体リズムの障害を巻き込んでいそうだ，ということからして，季節性うつ病も内因性である。しかし，その症状は，過眠，過食，精神運動制止が主体で，メランコリア型症状とは大きく異なっている。むしろ双極性障害の近縁にあるようだ。

一般的に，内因性うつ病は，三環系抗うつ薬や電気けいれん療法への良好な反応や，病相の寛解が期待できる[13]。しかしながら，STAR*D研究の結果では，メランコリア型大うつ病（DSM-IV）の寛解率は8.4％と非メランコリア型大うつ病の24％に比べて，かなり低い[35]。この結果をみると，現在主流となっている抗うつ薬の限界がみえてくる[16]。

また，季節性うつ病や双極性うつ病[60]は，抗うつ薬に反応しにくく，自律的に再発寛解をくり返している印象を受ける。

このように，内因といっても，単一ではなく，それぞれの質は異なっているようだ。

話題は変わるが，近年になり非メランコリア型うつ病が増えており，国内外を問わずさかんに議論が行われるようになった[56][57]。「笠原・木村分類」が，1975年の当時既に未熟型や若年者のうつ病を「その他の分類（VI型）」に配置して，今後の課題と位置づけていたことは，卓越した観察であると思う（第6章参照）。

軽症の非内因性うつ病は，軽症うつ病，反応性，神経症などと呼ばれるうつ病を含んでいる（DSM診断では，特定不能のうつ病性障害，適応障害，気分変調性障害など）。それでも3～4年の経過をみると，4％が双極I型障害，14％が双極II型障害，そして22％が単極性うつ病へと診断が変更される[1]。外来通院中の軽症うつ病の患者では，三環系抗うつ薬の対プラセボ比は優れていたと報告されている[42]。

非内因性うつ病はより雑多な集合であり，その分析は困難を極める。これについては，第6章でさらに検討する。以下では，非内因性うつ病が注目さ

れるようになった時代背景について考察してみたい。

5　うつ病を予防する文化装置の消失

「勤勉，実直，他者のための奉仕」という，規範が尊ばれた文化・時代のなかでは，執着気質・メランコリー親和型が育まれやすいだろう[11]。その時代精神と執着気質に関与する遺伝子群との間に遺伝子環境相互作用が起こることは想像に難くない。執着気質のニューラルネットワークは文化・時代のなかで強化されていく[14]。これは後で多少触れることになる文化神経科学（cultural neuroscience）のテーマである。

日本では，1970年代から規範を尊ぶ文化が廃れ始めたことが指摘されている[10]。この社会的価値観の変動は，時期的にみると，下記のような日本経済の大きな変化とも同期している。

執着気質・メランコリー親和型のものは，戦後の「復興の倫理」[37]に親和して，多数の他者の倫理として，表舞台で活躍した。物質的経済的な豊かさ，利便性を求めるという資本主義経済を押し進める価値観が共有されていた。労働者と資本家の階級対立という意識はなく，むしろ愛社精神という言葉にみるように，会社へのある種の忠誠心を誰もがもてていた時代であった。

重要なことは，生涯雇用，年功序列，護送船団政策などの日本的システムは，執着気質を強く育むと同時に，その破綻としてのうつ病を予防する文化装置でもあった，ということである。

しかし1990年，バブルが崩壊すると，日本が経験したこともなかったような状況に，企業，労働者が，ともに投げ出されることになった。日本的システムは破棄され，リストラが敢行された。株主による功利的な企業管理が進められ，日本社会の甘えの一体関係は瓦解した。終身雇用制，年功序列制が崩壊し，労働者も以前のように企業に対する牧歌的な忠誠を誓うことができなくなり，資本主義の成立期のごとく，失業の恐怖のもとでしのぎを削って働くようになった。ちなみに，産業革命後のエリザベス朝イングランドでは

うつ病が多発したことが伝えられている。大陸ではこれを「la maladie anglaise（イングランド病）」と呼んだ。

1990年代の末には，証券会社や銀行が倒産し，自殺者数が3万人へと増加した。グローバリゼーションとともに，市場原理主義，自由競争など，もともと資本主義を生んだ精神に内在していたものが本格的に表面化し，社会，企業とともに労働者への容赦のない淘汰が進められた。

同時期に，経済再建を掲げた企業や政府は，「欲望を自由に満たすことは悪ではなく，個人消費を上げることが経済を潤す善である」というようなメッセージを大量に流し，やや脱規範的な社会の出現を誘導した。広く共有されていた強力な社会規範は，むしろ，消費活動，経済発展の妨げになり，欲望の自由が尊重されるようになってきた。

井口[11]が指摘するように，1990年以降グローバル化した資本主義社会は，二重の意味で，執着気質者にとっての受難の時代となった。第1に，彼らは身近な仕事，家庭の常識的な秩序を大切にして生活することで安心を得る。世界的規模での市場原理主義，自由競争のもとで，規定の秩序，やりかたを破棄，刷新することで利潤を生み出すというグローバル化した資本主義の社会では，彼らの活躍できる場所が減ったに違いない。

第2に，いつの時代でも，献身的で熱心な執着気質の者ほど仕事を任される（背負い込む）ものである。しかし，企業社会のなかに，あるいは日本の社会のなかに相互扶助的な雰囲気が生きていたときには，過度の労務の集中は起こりにくかっただろう。それが，タテ型の集団性が弱まり，境界設定のあいまいな職場へと変貌するなかで，彼らは負い目感情を刺激され，それを回避するために際限なく仕事を背負い込んだに違いない。そして企業は彼らを守る余裕を失っていた。孤立無援のなかで，過労死や過労自殺に至る事例は決して少なくないだろう。とりわけ失業や倒産は，「根こぎされた」うつ病を引き起こすに違いない。

6 非内因性うつ病の増加する社会

このような社会変化のなかに親たちが晒されているのをみて育った若い者たち,特に1970年以降の消費文化を存分に取り入れて育った者たち,および彼らに養育された次世代の者たちには,伝統的な規範意識を内面に取り入れることは困難であり,執着気質は成立しにくくなってきているに違いない。

ところが,川上らの一般住民を対象とした疫学調査(2003年)は意外な結果を示している[22]。若年者ほど大うつ病の生涯罹病率のオッズ比が高いのである(表2)。この逆説的なデータは,諸形態の非内因性,非執着気質性うつ状態が大うつ病と括られて診断されたためであると考えると納得できる。

日本の規範が崩れてきた1970年以降に育った青年層のうつ病者には,従来から言われているステューデントアパシー(student apathy)(Walters),退却神経症(笠原),逃避型抑うつ(広瀬),未熟型うつ病(宮本,阿部),現代型うつ病(松浪),ディスチミア親和型(樽味)に通底する気質が目立っている。それぞれにまじめさ,熱心さ,メランコリア度において濃淡はあるが,共通する特徴は,自己自身(役割ぬき)への愛着である。押しつけられる規範に対して,「ストレス」であると抵抗する。秩序への否定的感情と漠然とした万能感があり,「私は条件さえ与えられれば非常によい仕事をする」と思うような

表2 年齢別にみた DSM-Ⅳ診断による精神障害の生涯有病率 (括弧内は人数)

DSM-Ⅳ診断 生涯有病率	20-34歳 (N=296)	35-44歳 (N=270)	45-54歳 (N=336)	55-64歳 (N=321)	65歳以上 (N=441)
大うつ病性障害〔296.xx〕	8.8%(26)	5.6%(15)	8.0%(27)	7.2%(23)	3.9%(17)*
小うつ病性障害〔311〕	1.0%(3)	2.6%(7)	2.1%(7)	1.6%(5)	0.7%(3)
双極Ⅰ型障害〔296.xx〕	1.0%(3)	0.4%(1)	0.0%(—)	0.6%(2)	0.0%(—)
双極Ⅱ型障害〔296.89〕	0.7%(2)	0.0%(—)	0.0%(—)	0.3%(1)	0.0%(—)
気分変調性障害〔300.4〕	0.7%(2)	0.4%(1)	0.9%(3)	2.2%(7)	1.6%(7)
いずれかの気分障害	13.9%(41)	10.7%(29)	12.5%(42)	12.8%(41)	6.1%(27)**

*p<0.05, **p<0.01, 年齢差(カイ2乗検定)   川上ら(2003)[22]より引用

万能感，ナルシズムが感じられる[52]。

　役割構造の崩壊に加えて，近年のもう一つの特徴として重要なのは，自殺対策と相まって加速された，うつ病に関する啓発の促進，その結果としてのスティグマの弱毒化である。精神科クリニックだけでなく，かかりつけ医にもうつ病患者が押し寄せていると聞く。受診するしないにかかわらず，スティグマの弱毒化により，不適応で苦しむ者たちの（Kleinman A[31]の言葉を借りると）苦悩のイディオム（idiom of distress）として，人は抑うつ症状へと導かれやすくなっている，いや導かれることが許されているの（文化アフォーダンス，第4章，96頁参照）ではないだろうか。

7　文化神経科学からうつ病への接近を試みて

　私はかつて，うつ病の生存価を進化心理学的に考察したことがある（本書第2章収載）[14]。ここでは，その要約を紹介し，さらに文化神経科学と呼ばれる視点を加えて，うつ病の新たな理解へと接近してみたい。

　人の行動や社会性の理解に，あるいは社会科学一般において，神経科学的手法はどの程度有効なのか，逆にどのような社会・文化的な側面がどの程度ニューラルネットワークの発達に影響を与えているのか，などを研究する学問領域が文化神経科学である（まとまった考察は第4章で行う）。

　現代人の脳が完成するのは，ホモサピエンスが誕生したおよそ20万年前のアフリカであったと言われる。人類は50～100人の群れを作り，大型獣や他の部族から狙われる危険を抱え，飢餓と隣り合わせに生活した。やがて7～5万年前，人類は，安住の地を求めて全世界へと移動を開始した。この時から今日までの短期間（進化上の時間として）に，脳を作る遺伝子に何らかの突然変異が起きたとは考えにくい。

　つまりわれわれは，20万年前の環境適応に成功した脳をもっている。人はこの脳に組み込まれた基本的行動原理から自由ではないかもしれない。では，なぜ人は抑うつ状態になるのだろうか。

第2章で触れたことを再掲することになるが，霊長類は，大きく二つの局面で抑うつ状態になる。それは，権力闘争での敗退に象徴されるように帰属集団からの脱落の瀬戸際に立たされるとき，および母と子の絆にみられるように愛着対象を失ったときである。前者では，集団を離れては生きていけない個にとり，新たな帰属行動を解発し，もはや無益となった闘争行動を終了させるシグナルとしての意味があるのかもしれない。後者について言えば，安全調節システムとしての愛着の剥奪は生得的情動変化としての不安を惹起する。愛着が剥奪されたときに惹起される分離不安は愛着行動をより強固なものにするだろう。しかし，愛着の剥奪が永続するならば，アナクリティックな抑うつが惹起される。この抑うつ状態は，周囲の個体にボンディングを引き出すシグナルとなる。この生得的な抑うつのニューラルネットワークの存在は，対象喪失時に現れる抑うつ状態を説明することができる。

　人では加えて，自尊心，自己愛や社会的評価の喪失が抑うつ状態の動因となる。自己愛や愛着対象を喪失したときに押し寄せる哀しみは言うに及ばず，「それらを喪失してしまうのではないか」という強迫的なおびえ，「自らが社会的に不要な存在であり罪あるもの」にされはすまいか，という過度の自己否定が，抜き差しならない無力感と心身の疲弊のなかへと人を招き込み，やがては抑うつ状態へと導く。つまり抑うつ状態は，それ以上のおびえや哀しみ，あるいは疲弊を許容できないと認知される状況に至ったときに，新たな認知と行動を生み出すための準備期間を用意するために解発される行動なのかもしれない。

　この行動は，共感と利他的行動に富む人間的な環境では，周囲の支援を受けるという最終的な生体防御手段である。時期が来て，生体の平衡が取り戻されるならば，人は抑うつ状態から回復する。逆に言うならば，共感と利他的行動の無い社会では，抑うつ状態は生存価を失うだろう。

　うつ病の時代とは，「こころの医療」という利他的行為が，スティグマの弱毒化の力を得て，これまでの文化装置に取って替わり，苦悩のイディオムである受診者の"うつ状態という防衛"を正当化しつつ，かろうじてそれを援

助している，という社会なのではなかろうか。

　一方で人は，何十万年ものあいだ飢餓の淵を生き延びてきた脳と心性を獲得している。抜け駆けや独り占めなどの利己的行動は，バンド全体を生存の危機に陥らせる可能性があったに違いない。更新世に生まれたこの行動原理は，部族社会の掟（Hayek FA von）[12]となった。最後通牒ゲーム[注2]の結果にも顔を出すこの行動原理は，今日に至っても，われわれ（医療者を含む）の，患者に向けるまなざしに深く影を落としてしまう。

　ディスチミア親和型うつなどのローエンドでは，従来の内因性うつ病に治まらない特徴が指摘されている[52]。治療者は，ディスチミア親和型の患者を執着気質／メランコリー親和型うつ病と同じグループに分類し，対応することに何らかの抵抗を感じるはずである。それは，彼らのなかに，文化的修飾を受けた諸行動，すなわち安易に治療や病気療養を求める，仕事以外は海外旅行でさえも楽しめるが，仕事のことを考えると楽しめなくなる（anticipatory anhedonia），自責感が乏しく他罪的である，職場の迷惑をあまり気にしないなど，超自我の未熟さと括れるような行動が目立つからである。周囲の者はそれを部族の掟に従わない"抜け駆け"行動と重ねてみてしまう。

　しかし，そのような皮肉な視線は，本来，疾患分類に関する学問論争に向けられるべきであり，患者に向けられる筋合いのものではない。なぜ樽味がディスチミア親和型なる概念を提唱したかと言えば，それは，診断枠に，従来の内因性うつ病とは違う別の領域を耕し，治療法を工夫するべきであると考えたからである。

　ディスチミア親和型うつの治療に関して一言だけ述べておく。内海[68]は，笠原[21]が内因性うつ病の治療のなかで強調した「受診者のシック・ロール（病者役割）」をここでも基本とすべきである，と言う。筆者も内海の考えに賛同する。このことは，神田橋[18]の言う「物語」を生かす治療，と言い換えることもできる。患者は，抗うつ薬や休養への安易な期待ではなく，回復への希望を与えられるべきなのである。

まとめ

　精神医学の背景を構成していながらも，しばしば抽象論に終始してしまう生物-心理-社会的（bio-psychosocial）モデルが，文化・社会と脳との相互作用に目を向けることで，われわれの前にリアルに立ち現れてくる。部族社会の掟（Hayek）[12]に象徴される，さまざまな文化社会的要因は，行動のあるいはその遺伝子の生成物であり，また修飾因子でもある。

　個人には社会が至る所に浸透している（Durkheim E）[7]。個人は，遺伝子と文化により二重にコードされていると言い換えることができる[17]。例えば近親者を失った後の，親族や地域集団の協力のもとでの「喪の作業」は，個人的な喪失体験を集団で共有し，特にその急性期の不安反応を儀式行為のなかに埋没させる点において，遺伝子の不安反応を抑制する緩衝材としての機能をもち得る。あるいはまた，さまざまな病苦に対する文化的「意味づけ」「苦難の象徴化と語り」は，その者が苦難に耐えるために必要な作業であり（Kirmayer LJ）[27]，脅威を局在化させて生活世界を再構成する力をもつと指摘される。

　内因と心因，素因と環境との対立を超えて，脳と時代精神との相互作用を考えていくこと，ある疾患の症候の時代的・文化的な変容へ配慮し，時代に応じた診断・治療を最適化することは，精神医学の重要な方法である。

注

〔注1〕　Fournier JCら（JAMA 2010; 303(1): 47-53）は，大うつ病と小うつ病を対象に，ハミルトン値で，10点から40点にわたる患者を解析している。その結果，25点以下では，プラセボと抗うつ薬の間に有意差が認められなかった。一方で，有効性を示唆する報告もある（Stewart et al. 2012, Gibbons et al. 2012）。ただしアクチベーション（症候群）や自殺関連行動，衝動的他害行動の増加など，抗うつ薬の使用に随伴する問題点も叫ばれるようにもなっている（Fava et al. 2006, Taylor et al. 2006, Schatzberg et al. 2006）。

〔注2〕　最後通牒ゲームのルールを説明する。例えばAとBという二人がいて，1万円

を分けることになった.どう分けるかはAが決める.BはAの分け方が不満なら拒否でき,Bが拒否した場合には,AもBも1円ももらえないというルールの上で行う.この場合,合理的に考えれば,9,999円がA,1円がBという分け方であったとしても,Bは受け取るのが得なはずである.しかし,こういった極端に不公平な分け方をAが提案すると,多くの場合Bは拒否することが実験で証明されている.最後通牒ゲームは伝統的経済学が「合理的」な人間を前提としているのに対し,人間には非理性的な部分があるという行動経済学の典型的な例としてよく引用される.

文　献

(1) Akiskal HS, Bitar AH, Puzantian VR, et al：The nosological status of neurotic depression. Archives of Genenal Psychiatry 35：756-766, 1978.
(2) Akiskal HS：The bipolar spectrum：new concepts in classification and diagnosis. In Grispoon L (eds.) Psychiatry update：American Psychiatric Association annual review. vol. 2, pp271-292, Washington DC：American Psychiatric Press, 1983.
(3) Akiskal HS, Hirshfeld RA, Yerevanian BI：The relationship of personality to affective disorders：A critical review. Archives of General Psychiatry 40：801-810, 1983.
(4) Berrios GE：Mood Disorders. In Berrioss GE, Porter R (eds.) A History of Clinical Psychiatry：the origin and history of psychiatric disorders. pp. 384-408, New York：New York University Press, 1995.
(5) Cassano GB, Rucci P, Frank E, et al.：The mood spectrum in unipolar and bipolar disorder：An argument for a unitary approach. The American Journal of Psychiatry 161：1264-1269, 2004.
(6) Davidson J, Turnbull C, Strickland R, et al.：Comparative diagnostic criteria for melancholia and endogenous depression. Archives of General Psychiatry 41：506-511, 1984.
(7) Durkheim E（小関藤一郎・山下雅之訳）：デュルケームドイツ論集．行路社，1993.
(8) 平沢一：うつ病にあらわれる「執着気質」の研究．精神医学4：229-237，1962.
(9) 広瀬徹也・内海健編：うつ病論の現在——精緻な臨床をめざして．星和書店，2005.
(10) 市橋秀夫：1970年から2000年までに我が国でどのような価値観の変動があったか．精神科治療学15：1117-1125，2000.
(11) 井口博登：日本におけるグローバリゼーションの進行とメランコリー親和型．臨床精神医学34：681-686，2005.
(12) 池田信夫：ハイエク——知識社会の自由主義．PHP研究所，2008.
(13) 神庭重信・丹生谷正史：うつ病の治療反応性——精神薬理学からみたうつ病．精神科診断学1：241-254，1990.
(14) 神庭重信：うつ病の行動遺伝学的構造．広瀬徹也・内海健編，うつ病論の現在——

精緻な臨床を目指して．pp1-24, 星和書店, 2005（本書第2章）.
(15) 神庭重信：下田執着気質の現代的解釈．九州神経精神医学 52：79-88, 2006（本書第1章）.
(16) 神庭重信編：気分障害の診療学——初診から治療終了まで．新世紀の精神科治療2（新装版），中山書店, 2008.
(17) 神庭重信：社会行動の生物学的基盤．日本社会精神医学会雑誌 18：88-91, 2009（本書第2章の「補遺」）.
(18) 神田橋條治：うつ病診療のための物語私案．神庭重信・黒木俊秀編，現代うつ病の臨床——その多様な病態と自在な対処法．pp258-276, 創元社, 2009.
(19) 笠原嘉・木村敏：うつ病の臨床的分類に関する研究．精神経誌 77：715-735, 1975.
(20) 笠原嘉・宮本忠雄・飯田真・木村敏編：躁うつ病の精神病理 1〜5．弘文堂, 1976-1987.
(21) 笠原嘉：うつ病（病相期）の小精神療法．季刊精神療法 4：118-124, 1978.
(22) 川上憲人・大野裕・宇田英典ほか：地域住民における心の健康問題と対策基盤の実態に関する研究 3——地区の総合解析結果．平成14年度厚生労働科学研究費補助金（厚生労働科学特別研究事業）心の健康問題と対策基盤の実態に関する研究 分担研究報告書, 2003.
(23) Kendell RE：Endogenous and neurotic depression. British Journal of Psychiatry 121：575, 1972.
(24) Kendell RE：The classification of depressions：A review of contemporary confusion. British Journal of Psychiatry 129：15-28, 1976.
(25) Kendler KS, Neale MC, Kessler RC, et al.：A longitudinal twin study of personality and major depression in women. Archives of General Psychiatry 50：853-862, 1993.
(26) Kendler KS, Kuhn J, Prescott CA：The interrelationship of neuroticism, sex, and stressful life events in the prediction of episodes of major depression. The American Journal of Psychiatry 161：631-636, 2004.
(27) Kirmayer LJ：Mind and body as metaphors：hidden values in biomedicine. In Lock M, Gordon D（eds.）Biomedicine Examined（Culture, illness and healing）. Boston：Kluwer Academic Publishers, 1988.
(28) Kirsch I, Deacon BJ, Huedo-Medina TB, et al.：Initial severity and antidepressant benefits：a meta-analysis of data submitted to the Food and Drug Administration. Public Library of Science Medicine 5（2）：e45, 2008.
(29) 北中淳子：「神経衰弱」盛衰史——「過労の病」はいかに「人格の病」へとスティグマ化されたか．ユリイカ2004年5月号：150-167.
(30) Klein DF：Endogenomorphic depression：A conceptual and terminological revision. Archives of General Psychiatry 31：447-454, 1974.
(31) Kleinman A：The illness narratives：suffering, healing, and the human condition.

New York : Basic Books, 1988. (江口重幸ほか訳, 病いの語り——慢性の病いをめぐる臨床人類学. 誠信書房, 1996.)

(32) Kretschmer E : Körperbau und Charakter : Untersuchungen zum Konstitutionsproblem und zur Lehre von den Temperamenten. Berlin : Springer, 1921.

(33) Lewis AJ : Melancholia : A historical review. Journal of Mental Science 328 : 1-42, 1934.

(34) Marneros A, Angst J : Bipolar Disorders : 100 years after manic-depressive insanity. Dordrecht : Kluwer Academic Publishers, 2000.

(35) McGrath PJ, Khan AY, Trivedi MH, et al. : Response to a selective serotonin reuptake inhibitor (citalopram) in major depressive disorder with melancholic features : a STAR*D report. Journal of Clinical Psychiatry 69 : 1847-1855, 2008.

(36) Melancholia : Beyond DSM, beyond neurotransmitters, May 2-4, 2006, Copenhagen Marriott. Acta Psychiatrica Scandinavia 115 (Suppl 433) : 136-183, 2007.

(37) 中井久夫：再建の倫理としての勤勉と工夫——執着気質の歴史的背景．笠原嘉編，躁うつ病の精神病理 1. pp117-146，弘文堂，1976.

(38) Nelson JC, Mazure CM, Jatlow PI : Does melancholia predict response in major depression? Journal of Affective Disorders 18 : 157-165, 1990.

(39) 野村総一郎：うつ病の真実．日本評論社，2008.

(40) 大前晋・内海健：大うつ病性障害．上島国利・樋口輝彦・野村総一郎・大野裕・神庭重信・尾崎紀夫編，気分障害．pp358-401，医学書院，2008.

(41) 大嶋明彦：うつ病中核群の概念——生物学的な視点から．精神科治療学 24：3-10, 2009.

(42) Paykel ES : Treatment of depression : The relevance of research for clinical practice. British Journal of Psychiatry 155 : 754-763, 1989.

(43) Ribot TA : The Psychology of the Emotion. London : W. Scott, 1897.

(44) Roth M, Barnes TRE : The classification of affective disorders : A synthesis of old and new concepts. Comprehensive Psychiatry 22 : 54-77, 1981.

(45) Ruth AJ, Weissenburger JE : Melancholic symptom feature and DSM-IV. The American Journal of Psychiatry 151 : 489-498, 1994.

(46) 下田光造：躁鬱病の病前性格に就いて．精神経誌 45：101-102, 1941.

(47) 下田光造：躁鬱病に就いて．米子医学雑誌 2：1-3, 1949.

(48) Shorter E : A historical dictionary of psychiatry. New York : Oxford University Press, 2005.

(49) Snaith P : Anhedonia : a neglected symptoms of psychopathology. Psychological Medicine 23 : 957-966, 1993.

(50) Spitzer RL, Endicott J, Robins E : Clinical criteria for psychiatric diagnosis and DSM-III. The American Journal of Psychiatry 132 : 1187-1192, 1975.

(51) Spitzer RL, Endicott J, Robins E : Research Diagnostic Criteria : rationale and reliability. Archives of General Psychiatry 35 : 773-782, 1978.
(52) 樽味伸：現代社会が生む"ディスチミア親和型"．臨床精神医学 34：687-694，2005．
(53) Taylor MA, Abrams R, Hayman M : The classification of affective disorder : A reassessment of the bipolar-unipolar dichotomy. Journal of Affective Disorders 2 : 95-105, 1980.
(54) Taylor MA, Fink M : Melancholia : the diagnosis, pathophysiology, and treatment of depressive illness. p13, Cambridge/New York : Cambridge Univ Press, 2006.
(55) Tellenbach H : Melancholie : Problemgeschichte, Endogenität, Typologie, Pathogenese, Klinik. Berlin/New York : Springer-Verlag, 1961/1974.（木村敏訳，メランコリー．みすず書房，1978）
(56) 「うつ状態」の精神医学（特集）．臨床精神医学 34，2005．
(57) うつ病周辺群のアナトミー（特集）．臨床精神医学 37，2008．
(58) 内海健：うつ病の心理──失われた悲しみの場に．誠信書房，2008．
(59) Warden D, Rush AJ, Trivedi MH, et al. : The STAR*D Project results : a comprehensive review of findings. Current Psychiatry Reports 9 : 449-459, 2007.
(60) 山田和男・神庭重信：双極性うつ病の治療ガイドライン．臨床精神医学 37：397-404，2008．
(61) Zerssen D von, Pössl J : The premorbid personality of patients with different subtypes of an affective illness. Journal of Affective Disorders 18 : 39-50, 1990.
(62) Zimmerman M, Coryell W, Pfohl B : Melancholic subtyping : A qualitative or quantitative distinction? The American Journal of Psychiatry 143 : 98-100, 1986.
(63) Zimmerman M, Spitzer RL : Melancholia : From DSM-Ⅲ to DSM-Ⅲ-R. The American Journal of Psychiatry 146 : 20-28, 1989.

第4章

うつ病の文化論的理解

はじめに

　高次精神の発生は，系統発生と個体発生に注目するだけでは説明できないとVygotsky LS[38]は考えた。原始人を文化人に変えた歴史的発生という大きな軸があり，それは文化・社会に応じて，きわめて多様な形態をとるため，いきおい人の行為は複雑で多彩なものとなる。

　心をマインドとメンタリティに分けてみることができる。前者は普遍で不変なもの，人類に共通する神経機構に依存する機能であり，後者は文化により変容を受け，その文化に最も適した心のプロセスとして，取り込まれ，やがて内在化して，無意識的行動となるものである[32]。心は人間的環境への適応の産物であり，また適応の道具でもある。人は特定の文化のなかに生きることにより，それに適した文化的行動を身につける。文化が好ましいとして助長する行動を人は受け入れていくため，人間行動の多くは文化的に条件づけられていると言える。

　そうした文化的行動を備えた人は，文化内の諸資源を取捨選択しながら，新たな文化を造形し，維持しながら生きていく。例えば人は，個人の意識からは外在しながらも，現実性があり，かつ個人の意識に拘束力を与えるものとして「集合表象」（Durkheim E）を生み出してきた[40]。それは，神や先祖霊などの宗教的表象，あるいは「人はかくあるべし」といった道徳的表象など

であり，個人を共同体に縛りつけ規制してきた文化的所産である。

　筆者は 2005 年の論文「うつ病の行動遺伝学的構造」[19]において，進化心理学的視点から，うつ病・うつ状態を考察した。うつ病が問題とする個人のパーソナリティには，遺伝的影響の濃い生得的な領域と養育環境の影響を強く受ける可塑的な領域とが区別されることを，行動遺伝学を援用して解説し，うつ病の病前性格としての執着気質・メランコリー親和型の形成と，うつ病の発症とを，遺伝子・環境交互作用[31]の上に描出した（本書第 2 章）。さらに 2009 年の論文「うつ病の文化・生物学的構成」[20]においては，うつ病者の病前性格の時代的変化を，したがって，うつ病像の変化を，養育環境の受け皿である時代精神の変容の視点から分析しつつ，「現代社会とうつ病」論を展開した（本書第 3 章）。しかしながら，これら二つの論考では，どのようにして個人のパーソナリティに文化が刻印されるのか，という問題にまでは踏み込むことができなかった。

　本章では，時代精神とうつ病の諸形相との関係を問題として論考を進めるために，第 1 節において，文化と高次精神の共同構成と呼ばれる現象に注目する。心の第一の特質は，その社会性にあると考え，意識の社会的生成過程を研究するヴィゴツキアン・アプローチをとり，精神疾患と文化的，歴史的，制度的な条件との関係性を捉えてみたいと思う。

　近年の日本社会では，文化が不均衡な混淆状態となり，どのような行動選択が最も理に適っているのかが曖昧になっている。何世代にもわたって継承され蓄積されてきた日本の集合主義的文化は，経済のグローバル化とともに間接的情報として輸入された未成熟な個人主義の流行に浸食されているように思われる。このような異種文化がダイナミックに混淆する時代にあっては，社会的関係や参加において断絶や齟齬が生じやすいこと，結果として社会参加へ踏み出そうとする若年者がうつ病・うつ状態へと導かれやすいことを理解することができる。

　第 2 節ではさらに，文化神経科学（cultural neuroscience）と呼ばれる研究の成果を渉猟しながら，これまで十分に言及できなかった，脳と文化の共同構

成を例示する。これは，精神疾患の表現型が時代とともにその姿を変えるという，不思議な現象[注1]について，誰もが説明に苦しんでいるからである。筆者とて，その答えを準備できているわけではない。ここでは，読者諸賢の思考実験の一助となることを願って，文化が脳にどのような影響を与えるのかという問いに，神経科学の接近が試みられていることを紹介したいと思う。

1 うつ病の文化心理学的説明

(1) 文化 - 高次精神の共同構成

文化を一義的に定義することは困難である。代表的な意見によれば，文化とは「特定の社会の人々によって習得され，共有され，伝達される行動様式ないし生活様式の体系」あるいは「知識，信仰，芸術，道徳，習慣その他，社会の成員としての人間によって獲得されたあらゆる能力や習慣の複合総体」と定義される[41]。また文化は，人と環境との適応関係を保つための媒介であるという見方がある[26]。外的環境との調和を求められる人は，自らを変容していくことで，当該の文化環境に最も適した心のプロセスを身につける。ここに現れる集団の習慣・行動を，文化を構成するユニットの一つとして位置づけることで，文化の一側面を広義の行動科学としての心理学や精神医学の分析対象とすることができる。

ニホンザルやチンパンジーなどの高等な霊長類になると，食物の選択，道具の使用，ジェスチャーによる合図など，文化の萌芽と言えるものが観察されている。しかし，人が作る人工物としての文化は，日常生活の隅々にわたる多様で流動的な営為から，儀礼，宗教，芸術など高度なものにまで及ぶ。しかもそれは，つねに生み出され維持され，世代を超えて伝承され，漸進的で累進的なものである。これらの決定的な違いが生じたのは，文化を生み出してゆくという遺伝子を人が系統発生史において獲得したからであり，人の脳を進化させた進化適応環境[注2]において，文化が直接的・間接的に生存価

をもっていたからだと考えることができる。

　人は，そうした心をもち文化に生きることで，文化の諸資源を取捨選択して文化を造形する。その人工物は，人の生活，とりわけ精神生活を変化させ，そこに新たな文化が創生され蓄積される。この過程は際限なく繰り返される。Shweder RA[33]は，文化は，人の心や精神とは切り離すことのできない共同構成的（co-construction）なものであり，文化は，精神発達において本質的な役割を果たすと主張している[34]。

　周知のように，かつてVygotskyは，基本的な人の高次精神の発達を，文化 – 歴史的文脈に埋め込まれた意味や資源を獲得する活動の過程として捉え，その活動の成立にあたっては，社会的相互行為の道具としての記号・言語が必須であると主張した[38]。彼は，意図的かつ能動的に行為を方向づけることのできる人間固有の心的過程，すなわち高次精神は，系統発生と個体発生のみに注目するだけではこれを説明できないと考えた。それは歴史のなかで発見され，共有され，伝承されてきた過程「歴史発生」を必要とする[35]。つまり霊長類をホモ・サピエンスに変えたのが遺伝的発生であり，原始人を文化人に変えたのが歴史的発生だということになる。

　ちなみに，Vygotskyは，系統発生と歴史発生との合流に，「他者」および「自己」とのコミュニケーションを可能にする言語・記号の存在，いわく「行為のテクノロジー」を重視した。人が自分の行為を調整する方法である「行為のテクノロジー」は文化・社会に応じてきわめて多様な形態をとる。彼は，「行為のテクノロジー」は，「精神間カテゴリー」としてまず成立し，その後「精神内カテゴリー」に移行すると考えた。この移行のプロセスは「内化（internalization）」と呼ばれ，Vygotskyはこのような過程を「文化的発達の一般的発生法則」として理論化した。

　さらに認知心理学者のTomasello WMは，文化が学習され，伝承される方法として，模倣学習（imitative learning），教授学習（instructed learning），協働学習（collaborative learning）をあげ，これらの学習が可能になる生物学的基盤は，他人が，自分と同じように意図や精神をもつ存在であると理解できる（い

わゆる，心の理論），人において進化した社会的認知能力であるという[37]。つまり，「他者」と出会い，「他者」を知り，「他者」を通して初めて学習が可能となる。

話をもとに戻そう。国の危機や復興期には集団防衛的な集合的行動が強まる。そして集合的行動は，個人のパーソナリティに刻印を打つ。精神医学の言葉で言えば，執着気質傾向が強化される。しかしやがて復興が達成され，経済が安定し，平和が訪れるならば，この集団防衛性は再び弱化する。この行動の現れ方は，人類に共通する遺伝的行動としてプログラムされているに違いない。と同時に，東日本大震災でみられた，秩序を乱さない日本人の行動が国際社会から賞賛されたように，民族の有する歴史の違い，すなわち文化－歴史的文脈に強く依存している。

このように，集団のパーソナリティ（民族の性格）の理解には，Plomin RとRutter M[31]らが分析した遺伝子（養育）環境相関の分析だけでは不十分である。すなわち文化－歴史的文脈を分析しなければ，時代とともに表現型を変える精神障害の理解と対応には届かないと思われる。

特に，集合的習慣・行動が流動的な時代にあっては，文化の感受性期にどの文化局面に接するか（遺伝子文化相関を起こすか）に応じて，世代間で集団パーソナリティの混淆を生じるだろう。文化感受性期の影響は，ちょうど移民の1世と2世にみる，言語の獲得能力に現れる決定的な違いを思い出すことで理解できるだろう。

後述するように文化の混淆は，社会経済構造と価値概念が急速に変わりつつあるわが国において，うつ病像に現れる顕著な世代間の相違を理解する上で，重要な鍵概念となる。

(2) 民族の性格とニッチの構築

社会心理学者の山岸俊男は，人の行動が適応的な行動として安定するためには，例えば，手に入れたいと望む行動と，その資源を提供してくれる他者の行動が，（ゲーム理論的な）均衡安定に至る必要があると考える[39]。彼は，

「文化が人の産物である限りは，文化的信念や文化的認知様式においても，行動が関与しているはずである。そして行動の背景には，誘因が存在している」と想定する。行動の誘因は，原初的な反射から文化的に発生する高次精神にまで及ぶはずである。しかも行動の最下層は，人は生きていくための資源を獲得しなければならない，という身体性に拘束されている。それは脳の進化の過程で，高次の回路が原初の回路を巻き込む形の入れ子構造として造形されているからで，身体性こそが，行動の最も原初的な誘因だからである。ゲーム理論を措定する山岸の仮説では，たとえ集合的行動であっても，行動の結果として獲得できる利益と損失により，行動が適応的なものとなるかどうかがつねに計算されていることになる。

　ちなみに，文化の多様性を把握する上で重要なものは個人主義・集合主義のディメンジョンであると主張される[15]。東アジアでは，欧米に比べて，人々はより集合主義的（collectivism）であると言われる。集合（集団）主義とは，「自分の集団を優遇している自集団の人に対して好意的に行動することが，他者から好意的に資源を供給してもらうための条件となっている文化」のことと定義される。人々は相互に依存的で，集団の調和を重んじ自己を抑制する高い能力を求められる。集団内の多くの構成員がこうした利他戦略を採用していると期待できる限り，人は進んで集団内の他者に対して利他的に行動する。仮に，その集団で個人主義的（individualism）に行動するならば，誰からも利他的な扱いをされなくなるだろう。個人主義では，自己の属性（特性）の妥当性を強調し，他と異なる自己の主張を強くは抑制しないからである。

　集団内の多くの人が集合主義的戦略をとると期待すれば，その期待は現実となり，集団内ひいきの均衡状態が達成される。このようにして集合主義の信念が誕生する。信念はさまざまな格言，言い伝え，暗黙の規範などとなって世代間伝承される。この信念の共有が，集合的行動を内在的に固定することになる。集合的行動習慣は，それに相応しい文化的課題を実践し，それを通じて文化的価値を達成しようとする。例えば，欧米文化で重きが置かれる"独立心"を例にとれば，独立に価値をおく人は，親元を離れ，失敗や恥の意

識に閉じ込められることなく新しいことにチャレンジする，などという行動課題でその価値を実践しようとし，そのための慣習や制度が集団内にいくつも作られる。そして価値観を共有する他者は，これらの行動や習慣を高く評価する。同様のことは，"協調心"という価値観を出発点として，日本文化にも当てはまる。

　この段階に至ると，集団の行動は文化的信念の産物として完成され，伝承され，やがては民族の性格となっていく。

　集合主義的社会では，集団から排除されることのコストは，新たな関係性を築きやすい個人主義的社会よりもずっと大きい。そこで，恥をかくこと，他人から悪く思われること，排除されることを極力避ける戦略（恥の文化）が用いられやすくなる。ここにニッチ[注3]が構築される。

　このことは，後で議論するように，集合主義のタテ型社会から，個人主義のヨコ型社会へと急速に移行しつつある，1990年代以降の日本社会で，若年者のうつ病・うつ状態が難治化しやすいことと関係しているように思う。

　上に文化−高次精神の共同構成とその伝承について説明を加えた。しかしながら，この説明では，そもそもどのようにして最初期の文化的信念が成立したのか，という問いには答えていない。そこでこの項のおわりに，文化的な信念や行動傾向を，生態環境への適応戦略として捉えようと試みるNisbett REの仮説を紹介しておこう[28]。西洋と東アジアの心（民族の性格）の文化差は次のように説明される。東アジアの集合主義は，古代中国の稲作文化に起源を発するという。稲作文明圏では互いに協力し，集団内での衝突を避けることが求められ，注意は周囲の人たちの動向（背景情報）へと向けられる。一方，漁業と交易を中心とする古代ギリシアでは，個人の技術や意思決定，冒険心が必要とされていたに違いなく，それが西洋の個人主義を育んだのだろう。すなわち，生態環境が特有の文化的行動習慣を生み，さらに安定した社会制度を導き，文化的信念へと結晶したのであり，西洋と東洋の文化は，それぞれ何十世紀も前に作られた信念システムの延長であるという。そして，この信念システムの文化差は，第2節で説明するように，知覚・注意

機能においても文化差となって現れるのである。

(3) グローバル化と文化不均衡の時代

1990年代にグローバル化の波が押し寄せると，それまで均衡安定していた日本の文化は大きく揺さぶられることになった。護送船団，終身雇用，家族的経営などの協調的慣習から，優勝劣敗，非正規雇用，起業などの独立的慣習へと大きく舵が切られようとしている。しかしながら，いま進行しつつある経済のグローバル化は，欧米のように，個人主義的な価値観や社会・経済制度が先にあって生まれてきた表現型ではなかった。収益を上げるために都合のよい，リストラや合理化，生産拠点の海外移転などは，社会構造の深層が変わっていないところに，表層の異種移植により社会を変えようするものであった。しかも経済のグローバル化に伴い輸入された精神性は，成熟した個人主義ではなかった。言い過ぎを承知で言えば，"これまでの複雑に入り組んだ他者との関係性を裁ち切り，身勝手に動く"こと（as if 個人主義）に過ぎなかったのではなかろうか。

一方で，日本人の心の底に集合主義の心性が確固として根付いていることは，東日本大震災で今再び明らかになったように思う。被災者たちに現れた秩序立った集団行動を，日本人は当然のものとして受け止め，海外が絶賛したことに戸惑いを感じるほどであった。日本人は，地域や年代により差はあるものの，いまだに集合主義の価値観をデフォールトとして動いているのである。

その証左をもう一つあげておく。グローバル化とともに，若年者に起業が奨励され，産学協同や大学発ベンチャーが盛んに強調された頃があった。この頃の成功モデルは，ライブドアではなかったかと思う。彼らはマスコミの寵児ですらあった。彼らのような若者が次から次へと現れ，米国のマイクロソフト，ヤフー，グーグルあるいはフェイスブックのような企業を立ち上げることが待望された。ところが，2005年にライブドアの経営者らが証券取引法に違反していたことがわかると，是々非々で対応すべきものを，世論は一

転して，"拝金主義の亡者"などと書き立て，過剰なほどの制裁を加えた。これもまた，"一人勝ち""出る杭"を嫌う，集合主義の心性がいまだに色濃く残存していることの表れではないか，と思う。

　この徹底的な制裁は，当時の若年者に芽生えだしていた起業意識を（一時的であるにせよ）強く抑制し，彼らを保身に傾けたのではなかろうか。その上，日本経済の低迷により現実となった就職難や先行きの不透明感により，若年者の保身的行動はさらに助長されたようである。

　若年期とはそもそも，人生のなかで，（おそらく生物学的・進化学的に）もっともチャレンジ精神が旺盛になり，独立心・新規性追求心が豊かに現れる時期であり，時代は若年者により改革されていくものなのだが……。

　加えて彼らは，高度経済成長期からバブル時代にかけて消費文化のなかで育った両親の元で育てられ，少子化という環境も重なり，子育てが過保護に傾きがちな時代の子どもらでもあった。家庭でも教育現場でも，青年が成人社会の構成員となっていく社会化[注4]を育成する機会が不十分であった。こうしたモラトリアムの延長は，「甘え」と自己愛の強いディスチミア親和型（樽味伸）[36]を促したことを見落としてはならない。彼らの病前性格として，弱力で他罰的な傾向が現れるのは無理からぬことであろう。

（4）文化混淆のマナー・文化装置の不在

　前項で触れたように，近年の日本では社会のグランド・セオリーが，集合主義の「結果としての平等」から，個人主義の「諸条件の平等」（Tocqueville AC）にもとづく競争へと急速に移行しつつある。この文化の時間的混淆（heterochronicity）の時代に，新しい社会制度を底支えするマナーや文化装置が追いついていないように思われる[21]。このことによる弊害は，社会にこれから参入しようとする身の上により大きく降りかかる。

　例えば日本社会では，「長幼の序」という序列意識と能力主義とを場面場面で上手に区別する混淆のマナーができあがっていない。かたや同じアジアにあって，成熟した混淆のマナーの例を，日本に近い序列意識が社会生活での

席順や言葉の使い方によく現れているチベット社会にみることができる。ひとたび学問的な議論になると，序列意識が放擲され，ダライ・ラマですらが，王座を降り，他の学者と同列の座につくのが習慣となっているのである[27]。中根千枝は1967年当時，タテ型に結ばれるエモーショナルな関係に代わる組織運営の方法としてヨコ型社会の契約関係をあげているが，「筆者の分析によると，『コントラクト』精神は日本人にはまったく欠如しているものであり，ほとんど絶望に近いと思われるのである」と述べている。加えて日本人は，敬語を使うことで，年長者を敬い上下関係をつねに明らかにするが，これもまた，年功序列主義と能力主義との緊張を生む材料となっている。

　中根がこのような社会分析を加えた頃，最先端をゆく企業ほど，「企業は人なり」，「経営者と従業員は縁あって結ばれた仲」，「二君にまみえず」という家族的意識が強かった。グローバル化経済は，このようなヨコへの流動性とほとんど無縁の社会に導入されたのである。特別な技術・能力を備えているものは別として，一般職のもの，特に職能を身につけていない新人が，転職して新しい集団に帰属しようとする際のリスクはきわめて大きい。

　うつ病啓発で有名なオーストラリアのNPO団体 Black Dog Institute のリーダーである，Parker G 氏と話していた時である。職場への不適応による，若年者の抑うつ状態（大うつ病を含む）が日本では社会問題化していると話したところ，オーストラリアでも患者は少なくはないが，臨床上さほど大きな問題にはなっていないという。なぜならば，「ある職場でうまくいかずに抑うつ状態になるならば，転職すればよいからだ」と，彼はいとも簡単にいった。ヨコへの移動に対して否定的な見方をしないマナーや移動を支える社会制度などの文化装置ができているのであろう。戻りたくない職場にどうにかして復職しようとして大きな努力を強いる必要はない。こうしたマナーや文化装置が現在の日本社会に欠如していることが，職場で起こる若年者のうつ病・うつ状態を難治化させていることは確かである。

　最後にあげておきたいのが，グローバル化に伴って起きた正統的周辺参加[注5]と呼ばれる社会への参入方法の喪失である。かつての職場には，徒弟

制度（丁稚奉公）に近い実践共同体が普く行き渡っていた。例えば，新入社員は，まず，コピー取り，電話の対応，資料整理など，周辺の仕事を与えられながら，徐々に本格的な仕事を任されていった。新人はこの正統的周辺参加と呼ばれる参入の仕方によって，就労経験とともに熟練度を高めることができた。しかも，この制度は新人にとり，社会的関係や「参加のアイデンティティ」の獲得とも結びついていた。

経済のグローバル化を可能にしたのは，いうまでもなくIT技術の革新である。これは，以前から指摘されているように，徒弟制度に修正を迫り「年をとった新人」を生み出すこととなった。加えて，作業の多くは，IT技術の進歩とともにシステム化されマニュアル化されており，新人は短期間の研修で高度のスキルを習得することが求められている。周辺参加の作業とされたルーティンはIT化され，あるいは派遣社員に任されるようになり，正規雇用された者には，レベルの高い知的作業あるいは対人スキルを求められる交渉といった，得手不得手がはっきりとした仕事を効率的にこなすことが要求されるようになった。このようにして正統的周辺参加が消失しつつあることも，若年者に抑うつ状態が多発する一因なのではなかろうか。

2　文化神経科学から精神医学への接近

(1) 言語や思考における文化の刻印

人間の脳の注目すべき特徴は，誕生後に時間をかけて形成されるという事実である。大脳皮質のシナプスの大部分は出生後に形成され，シナプス増殖の継続により，物理的および社会的環境が脳組織へ漸進的に「浸透する」ことが可能になる[5]。

わかりやすい例として言語獲得を取り上げてみよう。西洋の言語では音素としてraとlaの両者を区別して用いる。日本では，生後2〜3ヵ月の子どもは，raとlaの区別ができるのだが，成人になるとこの能力は失われてしまう。

一方で，日本語には，漢字・かな・カナを区別して用いるという特徴がある。左半球言語野の局在病変により，日本人でも西洋人でも共通して，発語および書字の障害が現れる。しかし，カナはより左半球優位で，漢字はより右半球優位だという。これらのことは，文化と接することで，言語獲得時の大脳皮質の組織構造に文化依存的な可塑性が生じることを意味している。

さらに付言するならば，英語では個別性のあるものは可算名詞，そうでないものは不可算名詞として扱われる。日本語では個別性の有無と数量化の法則は英語ほど厳密ではない。これは，個別性へ向けられる注意や概念が異なるからである[18]。同様に，語彙の数と認識，時間表現と認識，文法規則と思考，などに文化差を認めることができる[注6]。ただし，言語が認知を決定しているのではないらしい。文化的・生態的環境において，人が何に注意を向けるべきなのか，どのような事象を符号化すべきなのか，が促され決定され，言語や情報処理に影響を与えるのだと考えられている[17]。

(2) 知覚・注意機能の文化差

知覚は感覚入力に依存して生じるものであるが，同時に入力情報のなかから特定の情報を選択するトップダウン処理が行われており，期待，価値，感情，需要などの諸要素の影響を受けている[4]。

前節で紹介したように，北米では，態度，感情，行動はみずから決めるべきものであり，他者の影響を受けるべきではない，とする個人主義的傾向が強く認められる[25]。すなわち，自己の外部や他者に対する関心が希薄な文化のなかでは，注意を払うべき対象に比して，その背景情報への分散注意は少なくてすむと考えられる。一方，集合主義的傾向の強い東アジアでは，対象とともに背景情報を取り込む方が有利になるだろう。

そこで Kitayama S ら[23]は framed-line test (FLT) を考案して，文化差が知覚に与える影響を検討した。まず被験者に，図1aにあるような，四角とその上辺から垂れ下がっている短い直線（垂線）とから構成される図形を見せる。次に，より小さな（あるいは大きな）四角を見せ，①そのなかに既にみた垂線

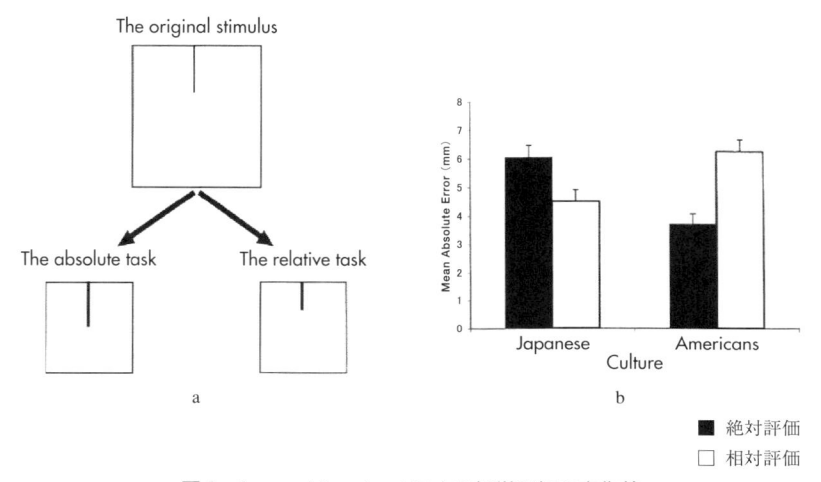

図1 framed-line test による視覚認知の文化差
(Kitayama S, Duffy S, Kawamura T, et al., Psychological Science 2003 より)

と絶対値で同じ長さの線を引く，②四角と垂線の比が同じになるように線を引く，という二種類のタスクを課した。絶対値を判断する（絶対評価）ときには，背景の四角の情報をできる限り無視する必要がある。一方，直線と四角の相対値を評価する（相対評価）ときには，背景の四角にも十分な注意を向けなければならない。

結果は，米国人は，絶対評価において日本人にまさり，相対評価において日本人に劣っていた（図1b）。

さらに，これらの結果が文化の違いによるのか，人種の違いによるのかを判断するために，日本に住む米国人と米国に住む日本人を含めてFLTを行った。その結果，日本に住む米国人の結果は，米国に住む米国人以上に，日本に住む日本人の結果に類似していた。また米国に住む日本人は，米国に住む米国人のパターンに類似していた。

この結果は，日本の文化で暮らす者は，対象に焦点を当てる際に，周囲の背景情報をよりよく取り込むこと，逆に言えば，背景情報を遮断して対象に注意を向けることが苦手であることを示唆している。一方，米国文化のなか

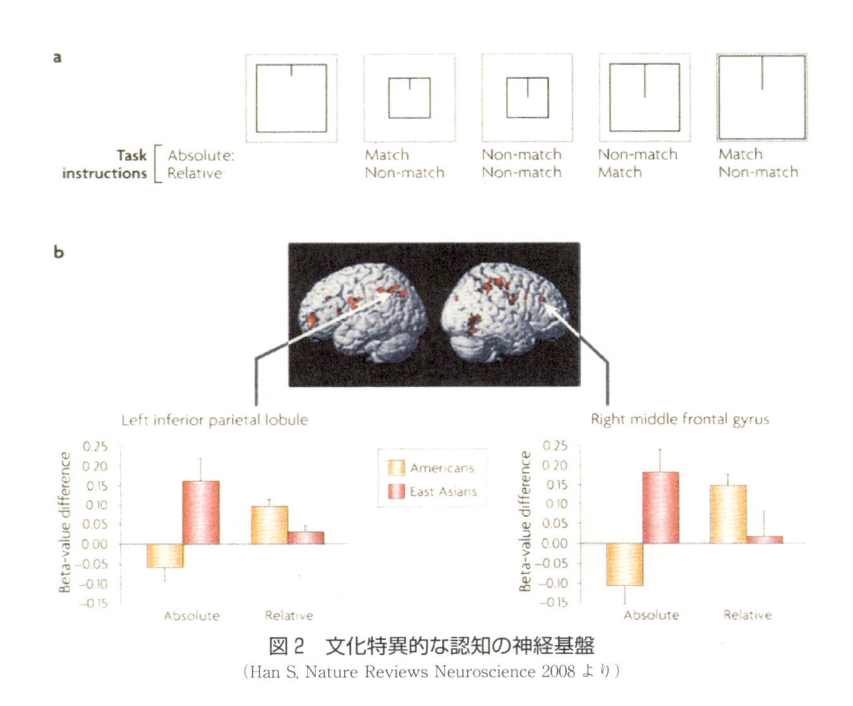

図2 文化特異的な認知の神経基盤
(Han S, Nature Reviews Neuroscience 2008 より)

で暮らしていると背景を無視する能力が高くなるが、逆に対象から背景へ注意を向けることが苦手になるらしい。この研究で注目されることは、表面的には文化に依存しない単純なテストで、知覚に与える文化の影響を明らかにしたことである。

さらに Hedden T ら[14]は、米国人と米国に移り住んで間もない東アジア人を対象として、類似の検査をしてもらっている最中に fMRI を撮像し、賦活される脳部位を調べた。すると、図2のように、米国人では相対評価時に、東アジア人では絶対評価時に、(全脳の11ヵ所において)強く賦活が起こることがわかった。しかも米国人では、より独立心の強い人ほど絶対評価時に賦活が弱かった。東アジア人のなかでも、米国文化によりとけ込んでいる人ほど賦活が弱いという負の相関が認められた。

すなわち、文化親和的な判断(米国人では絶対評価、東アジア人では相対評価)

をする際には、脳は強い賦活（覚醒）を必要としないですむらしい。これは、それぞれの文化親和的な脳の働きが、デフォールト戦略として設定されることを意味している。デフォールト戦略とは、通常用いる戦略のことで、この戦略は自動的に作動するため、脳は少ないエネルギー消費で効率よく機能することができる。逆に、新規のタスクをこなそうとするとき、未知のものと遭遇したとき、新たな問題解決を求めて脳は活性化状態に置かれる。

文化の影響を受けるのは、知覚・注意機能に限られない。文化は、感情反応や社会認知など、広い高次精神にわたって組み込まれている。以下にいくつかの研究を紹介する[注7]。

(3) 社会認知の文化差

相手の表情を読み、それに応じた行動を起こすことは、生得的に脳に刻印された防御反応である[注8]。人は、同じ文化に属する人の表情をより正確に読み取ることが知られている[8]。また脳の賦活を調べた Chiao JY らの研究[6]によれば、他の文化に属する人の恐怖表情に比べて、同じ文化に属する人の恐怖表情の場合に、両側扁桃体がよりいっそう強く賦活されるらしい。

扁桃体の賦活は、単に感情が快か不快かによるのではなく、自らの置かれた状況の評価にもとづき情動反応を生み、即座の行動を準備する場合に起こると考えられている[30]。同じ文化に属する個人の恐怖表情に対してより強く反応することは、それが同一集団内での適応により有利な反応だからなのだろうか。

集団のなかで適切な行動を選択するためには相手と自分との序列（上位か下位か）を見極める能力が必要とされる。優位に立つ人の姿勢のシルエットと下位の人のシルエットをスクリーンに映し、米国人と日本人の被験者で、脳の活動をみた研究がある[10]。その結果、米国人では、優位に立つ人のシルエットをみたときに、脳内報酬系と連動する、尾状核頭部と内側前頭前野の活動が増加した。一方日本人ではその逆に、下位にいる人のシルエットに同部位が強く反応した。論文では、米国人は人より優位に立つことを、日本人

は謙虚であることをより好ましいと感じるのではないかと解釈されている。解釈の是非は保留するとして，報酬系の反応が文化的に学習され得ることを示したという点では貴重な研究である。

さらに「心の理論（ToM）」が文化の影響を受けることも報告されている。欧米文化に育つ子どもに比べ，東アジアに育つ子どもは過誤信念を通過する時期が2年ほど遅れる。ToMの神経回路をみると，内側前頭前野は文化に非依存的であるが，側頭頭頂結合部の賦活は文化依存的で，欧米人にはみられるものの，他の文化に生活する人では目立って賦活されない[9]。また，Baron-Cohen Sら[2]が作成したReading the Mind in the Eyes（RME）というテストがある。これは一般的に使用される過誤信念テストと同様に，相手の気持ちを読めるか，というタスクである。目の表情から，相手がどのような気持ちでいるかを判断させ，該当する形容詞を選ばせるという方法で評価する。米国人と日本人の被験者を対象として，それぞれの表情を用意してRMEテストを行ったところ[1]，米国人は，米国人の顔をみた場合に正解率が高く，逆に日本人は日本人の表情から気持ちをより正しく読むことができた。また心の理論には上側頭溝の活動が必要とされるが，RMEタスクでは，米国人は米国人の気持ちを読もうとするとき上側頭溝により強い賦活がみられ，同様のことが日本人にも当てはまった。

以上の研究のように，文化（的経験）が脳回路に刻み込まれていることを示唆する研究は枚挙にいとまがない。振り返ってみれば，経験が脳の組織化に影響を及ぼすことはよく知られた事実なのである。例えば，ロンドンのタクシー運転手では，運転経験に比例して海馬後部が大きいこと[24]や，ジャグリングの練習をすると3ヵ月で両側V5領域，左頭頂葉溝の灰白質の大きさに変化が生じること[12]などが報告されている。

（4）文化アフォーダンスと時代に選ばれる病

視覚のアフォーダンスを発見したGibson JJは，「どの物体も，どの表面も，どのレイアウトも，それは，誰かにとって，有用なものともなれば怪我をす

るものともなり得る」という[11]．ゴムボールをみるとき，成人であれば同時にそれは投げることができるものとしてみている．しかし，幼児にはなめるものであり，犬にとっては噛めるものである．つまり，われわれは，それぞれに異なる世界を"みている"ということである．

　われわれが，物理的・生態学的環境を視覚する際に，何が可能であり，何が可能でないかを解釈して，常時モニターしているように，個人は，彼が属する文化において，どのような行動が可能で，どのような行動は可能でないのかを，意識せずに社会認知しているのかもしれない．つまり文化はわれわれの社会認知，そして社会行動のアフォーダンスを内包していると言えるのではなかろうか．

　視覚の生態学的アフォーダンスのアナロジーとして，文化と行動の関係に言及するのは大きな飛躍であることは承知の上であるが，視覚のアフォーダンスが，環境への適応装置としての脳がもつ基本的な脳原理である可能性は否定できない．文化アフォーダンスを仮定すると，民族の性格が，歴史的文脈のなかで，あるいは生態学的条件のなかで，さまざまに変容することも理解しやすい．

　精神症状の器質力動的な現れ方が時代とともに変わるのは，脳の生得的なアフォーダンス機能に密接に結びついて，その時代・地域の文化がアフォードする苦悩の表現型が形を変えるからなのかも知れない．だとすると，現代型とか新型とか呼ばれるうつ状態に陥る若年者は，今の日本社会・文化にアフォードされた行動（メンタリティの病）として症状を現しているのではなかろうか．

　うつ状態はとかく不適応状態であると考えられがちだが，筆者がかつて述べたように（第2章）[19]，他に適応手段のない環境で，最低限身を守る戦略として選ばれていると考えることも可能である．筆者が敢えて文化アフォーダンスという概念を導入するのは，いわゆる「現代型うつ病」が，意識や主観の産物なのではなく，生得的な文化認知に随伴する前意識での選択に他ならない可能性を協調したいからである．

(5) 遺伝子と環境の共進化

　共進化（co-evolution）とは，一つの生物学的要因の変化が引き金となって別のそれに関連する生物学的要因が変化することと定義されている。共進化の代表的な例として，ハチドリによるランの受粉がある。鳥は花の蜜に依存し，花は鳥による花粉拡散で生殖が可能になっている。より効率的な花粉媒介を期待するなら，同じ種の花には同じ種のハチドリだけが来るようになっていた方がよい。そのため，花はハチドリの形に合わせ，ハチドリも花からうまく蜜を取るように花に合わせた形に進化する。それによって鳥の嘴は長くなり，花の形は深くなった，と考えられている。

　われわれにとって重要なことは，人の遺伝子と文化との間でも共進化が起こる可能性が報告されていることである。考古学的に，ヨーロッパでは新石器時代には既に牛乳が重要な栄養源であったことが認められている。以来8000年に亘り酪農は営まれてきた。この酪農文化と人の乳糖耐性遺伝子とが，遺伝子－環境共進化を起こしたと考えられている[3]。

　この研究者らは，乳糖耐性遺伝子が進化の選択淘汰を受け，酪農文化の水準を篩い分けした，と仮定した。そして牛乳蛋白の遺伝子の多様性度を地図に分布図として描いたところ，乳糖耐性遺伝子をもつ人々の分布図と驚くほど一致した。乳糖耐性遺伝子をもっていた人たち，すなわち牛乳を栄養として摂れる人たちは，飲めない人たちに比べて，乳牛を人工的に交配させて，より円熟した酪農文化を築いたのである。

　次に，このような遺伝子－環境共進化が，集団の行動と人の遺伝子との間に起きたのではないか，という研究結果を紹介しよう。つまり，文化は，社会的・物理的環境に適応的であり，また環境をより適応的な方向へと変化させるように共進化する，と主張される。

　Chiao JYらは，世界の29ヵ国で測定された，個人主義と集合主義という行動傾向[16]とセロトニン・トランスポーター遺伝子の多型（5-HTTLPR）との相関を調べた[7]。ちなみに，5-HTTLPRのS型をもつ個人はL型をもつ個人に

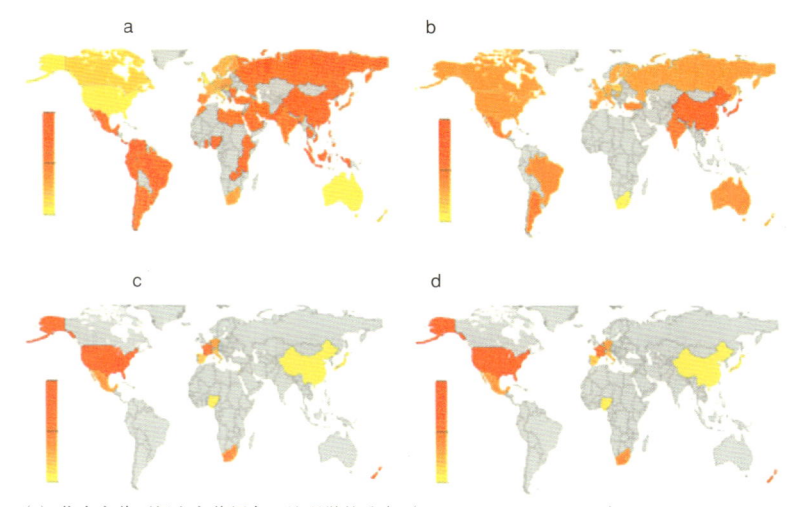

(a) 集合主義／個人主義傾向の地理学的分布 (Hofstede 2001 のデータ)
(b) 5-HTTLPRのS型の分布
(c) 不安障害の有病率の分布
(d) 気分障害の有病率の分布
黄色から赤になるにつれて頻度が高いことを示す。灰色は，データがない地域。

図3　セロトニン・トランスポーター遺伝子の多型と集合主義／個人主義傾向の地理学的分布の一致
(Chiao JY, Blizinsky KD, Proc R Soc B 2010 より)

比べて，恐怖表情をみたときの扁桃体の活動が高く[13]，扁桃体に抑制的に働く帯状回膝下部との機能的連絡が劣っている[29]ことがわかっている。ざっくり言えば，不安傾向が高い，ということになる。

すると，図3a, bにあるように，両者の地理的分布はよく重なり合い，集合主義的文化の色濃い地域には，5-HTTLPRのS型をもつ人々が多かった。

さらに興味深い結果は，WHO Mental Health Survey Report[22]による12ヵ国での不安障害と気分障害の有病率の分布と5-HTTLPRのS型の分布との重なりである（図3c, d）。しかも5-HTTLPRのS型の頻度と不安障害・気分障害の有病率との間には有意な負の相関が認められている。ここでChiaoらは，S型の人口頻度が高い地域では，不安障害や気分障害の発症が文化的に予防されているのではないか，と考察する。

Chiao らは，これらの知見を基に，やや飛躍はあるものの，次のような興味深い仮説を展開する[7]。つまり，S型の人は，扁桃体の反応が強く，集団のなかで，他人の怒りや恐怖を読み取るのに長けており，協調的な行動を行うのに向いている。一方，自分の考えや感情を強く主張する必要がある個人主義的な集団では，相手の負の感情に注意を向けすぎることは，意味のある社会的絆を結ぶ上で不利になる。したがって，S型が作る集合主義的文化では，次第にS型の人が密集することになり，相互の協調や互恵的行動が作り出されるため，S型に適した協調的な集合表象や調和を重視する社会制度と精神性を特徴とするニッチが構成される。その結果，こうしたニッチは，不安障害や気分障害のトリガーとなる生活上のストレスから個人を防御するシステムを作り出すのではないだろうか。

　この研究の結果と推論の真偽は確かめられていない。しかしながら，民族の性格の形成や文化混淆のマナー・文化装置の創生が，文化‐遺伝子共進化として展開されるとすれば，文化を読み解くグランド・セオリーとなるに違いない。

おわりに

　本章では，文化と心の関係が共同構成的であることを説明した。したがって，文化と脳の関係も共同構成的である。個人の気質と関連する遺伝子が，生態や文化と共進化して，民族の性格を導いていく可能性にも触れた。

　また文化は，シンプルな視覚認知にもトップダウンに影響を与えることを例示した。したがって視覚のアフォーダンスにも文化差があると考えられる。アフォーダンスが脳のルールであるとして，前意識で展開される，認知の文化アフォーダンスを仮定するならば，人が文化に参入する仕方は，その人ごとに違ってアフォードされるに違いない。

　以上の議論を前提として，「現代型うつ病」と一般に称されるうつ病・うつ状態の多発現象は，文化混淆によるマナーの喪失と文化アフォーダンスから

説明できることを述べた。世論は，彼らが「病気かどうか」，という議論に傾きがちである。しかし精神医学にとって，より重要なことは，表現型や呼び名は異なるとして，時代を超えて，メンタリティの病がこれからも生まれ続けるであろう，という事実であり，その構造の理解を深めることではなかろうか。この作業において，文化心理学と文化神経科学の合流は欠かすことのできない課題である。

　日本人は，自らの歴史的文脈，生態学的条件，生物学的特徴に適った民族の性格を，さらにはその性格に親和的な文化装置を築き上げてきた。そして過去にも幾多の異文化の流入を受け入れてきた。今再び，参照すべき基準のない時代を迎えているが，われわれは，新たな社会のあり方を見つめなおし，新しい混淆のマナーを作り上げていかなければならない。それにつれ，メンタリティの病としてのうつ病・うつ状態の姿も変わっていくはずである。

注
〔注1〕　若年者のうつ病の急増だけではなく，運動性ヒステリーの減少と解離性ヒステリーの増加，摂食障害の急増，統合失調症の軽症化，境界性パーソナリティの増加などにみるように，精神疾患の表現型は，時代・社会とともに変化する。この現象は診断基準や受診率の変化だけでは説明ができそうにない。
〔注2〕　進化心理学では，ヒトの心は，更新世の石器時代の環境（進化適応環境）に形成され，今もまだその姿の延長にあると考える。しかしこれは根拠に乏しく異論も多い。
〔注3〕　ニッチとは，生物が自分たち自身の行動により，適応環境を構築することである。よく引用されるたとえが，ビーバーとダムの関係である。ビーバーは，自分が木の枝で作るダムのなかでうまく暮らすための性質を進化させている。
〔注4〕　当時は，通過儀礼として成人式の否定が日本社会で広く蔓延した時代でもある。成人式とは，子どもから大人への連続的移行を恣意的に分断することにより，大人の社会で子どものように振る舞うことを禁じ，社会人の集団と若者とを固く結びつける役割を果たしている。時代は，遷延した思春期心性を持つ者たちを大勢社会に送り出したことになる。社会化育成の阻害因子として，IT化のもたらした負の側面を忘れることはできない。ゲームソフトとインターネットで育った世代は，対人関係スキルに乏しいと言われることがある。混淆のマナーはここでも必要とされる。
〔注5〕　正統的周辺参加（legitimate peripheral participation）とは，学習を知識や技能の獲得ではなく，実践共同体への参加の過程として理解する学習理論である。主体が

共同体のなかで参加のあり方を変化させていく過程そのものをさす。実践的習熟は，知識・技能の獲得だけではなく，個人と周囲との社会的関係や参加のアイデンティティとも結びつく。この徒弟的学習は従来の日本企業において広く慣習とされてきたものである。

〔注6〕 語彙の数と認識の例で言えば，食文化と関係して，日本語には，魚類を指す名詞が豊富にあり，英語には牛肉の部位を区別する語彙が豊富に準備されている。文法規則と思考の例で言えば，主語を明確にしない日本語は集合主義的文化の所産であり，それはまた集合主義的文化を固定する手段ともなる。

〔注7〕 これらの研究は，その多くが少数例を対象とした研究であり，その解釈は慎重にならざるを得ない。また，東アジア文化，北米文化と言っても，地域により大きな差があり，ひとくくりにステレオタイプなまとめ方はできない。にもかかわらず，文化神経科学は，われわれの高次精神の営まれ方について，理解を広げるアプローチであることは間違いない。

〔注8〕 白人が黒人の顔をみると負の感情を抱き，同時に強い扁桃体の反応が観察されることが，関心をもって数多く調べられてきた。このため，人は進化の過程で他人種を恐れる心性を持ったのではないか，と論じられたことがあった。しかしその後に，この説明が誤りであることがわかった。黒人の被験者でも，黒人の顔をみた場合に同じように強い扁桃体反応が観察された。そればかりか，黒人に対する負の先入観を持っているかどうかが扁桃体の賦活と相関することが明らかにされたのである。この現象も，文化的な学習が脳の感情反応を決めることを示している。

文献

(1) Adams RB, Rule NO, Franklin RG, et al.：Cross-cultural reading the mind in the eyes：An fMRI investigation. J Cog Neurosci 22：97-108, 2009.

(2) Baron-Cohen S, Wheelwright S, Hill J, et al.：The "reading the mind in the eyes" test revised version：A study with normal adults, and adults with Asperger syndrome or high-functioning autism. J Child Psychol and Psychiat 42：241-251, 2001.

(3) Beja-Pereira A, Luikart G, England PR, et al.：Gene-culture coevolution between cattle milk protein genes and human lactose genes. Nat Genet 35：311-313, 2003.

(4) Bruner J：On perceptual readiness. Psychol Rev 64：123-152, 1957.

(5) Changeux J-P：L'homme Neuronal. Paris：Lobrairie Artheme Fayard, 1983.（新谷昌宏訳：ニューロン人間．みすず書房，1984）

(6) Chiao JY, Iidaka T, Gordon HL, et al.：Cultural specificity in amygdale response to fear faces. J Cog Neurosci 20：2167-2174, 2008.

(7) Chiao JY, Blizinsky KD：Culture-gene coevolution of individualism-collectivism and the serotonin transporter gene. Proc R Soc B 277：529-537, 2010.

(8) Elfenbein HA, Ambady N：On the universality and cultural specificity of emotion

recognition : a meta-analysis. Psychol Bull 128 : 203-235, 2002.
(9) Frank CK, Temple E : Cultural effects on the neural basis of theory of mind. Prog Brain Res 178 : 213-223, 2009.
(10) Freeman JB, Rule NO, Adams RB Jr, Ambady N : Culture shapes a mesolimbic response to signals of dominance and subordination that associates with behavior. NeuroImage 47 : 353-359, 2009.
(11) Gibson JJ : The Ecological Approach to Visual Perception. p140, Boston : Houghton Mifflin, 1979.
(12) Graganski B, Gaser C, Busch V, et al. : Changes in grey matter induced by training. Nature 427 : 311-312, 2004.
(13) Hariri AR, Mattay VS, Tessitore A, et al. : Serotonin transporter genetic variation and the response of the human amygdale. Science 297 : 400-403, 2002.
(14) Hedden T, Ketay S, Aron A, et al. : Cultural influences on neural substrates of attentional control. Psychol Sci 19 : 12-17, 2008.
(15) Heine SJ : Cultural psychology. p189, New York : WW Norton, 2008.
(16) Hofstede G : Culture's Consequences : Comparing values, behaviors, institutions, and organizations across nations. 2nd ed. Thousand Oaks : Sage Publications, 2001.
(17) Imai M, Gentner D : A crosslinguistic study on constraints on early word meaning : linguistic influence vs. universal ontology. Cognition 62 : 169-200, 1997.
(18) 石井敬子：文化と認知——文化心理学的アプローチ．石黒広昭・亀田達也編，文化と実践——心の本質的社会性を問う．pp63-105，新曜社，2010.
(19) 神庭重信：うつ病の行動遺伝学的構造．広瀬徹也・内海健編，うつ病論の現在——精緻な臨床をめざして．pp.1-23，星和書店，2005．（本書第2章）
(20) 神庭重信：うつ病の文化・生物学的構成．神庭重信・黒木俊秀編，現代うつ病の臨床——その多様な病態と自在な対処法．pp98-119，創元社，2009．（本書第3章）
(21) 神庭重信：文化のもつ生存力．三田評論 1141 : 4-5, 2011.
(22) Kessler RC, Ustun TB : The WHO World Mental Health Surveys : Global perspectives on the epidemiology of mental disorders. Cambridge : Cambridge University Press, 2008.
(23) Kitayama S, Duffy S, Kawamura T, et al. : Perceiving an object and its context in different cultures : a cultural look at new look. Psychol Sci 14 : 201-206, 2003.
(24) Maguire EA, Gadian DG, Johnsrude IS, et al. : Navigation-related structural change in the hippocampi of taxi drivers. Proc Natl Acad Sci 97 : 4398-4403, 2000.
(25) Markus H, Kitayama S : Culture and the self : implications for cognition, emotion, and motivation. Psychological Review 98 : 224-253, 1991.
(26) Miller JG : Cultural psychology : implications for basic psychological theory. Psychol Sci 10 : 85-91, 1999.

(27) 中根千枝：タテ社会の人間関係．講談社現代新書，1967．
(28) Nisbett RE：The Geography of Thought：How Asians and Westerners think differently, and why. New York：Free Press, 2003.
(29) Pezawas L, Meyer-Lindenberg A, Drabant EM, et al.：5-HTTLPR polymorphism impacts human cingulated-amygdala interactions：a genetic susceptibility for depression. Nat Neursci 8：828-834, 2005.
(30) Phelps EA, LeDoux JE：Contributions of the amygdale to emotion processing：from animal models to human behavior. Neuron 48：175-187, 2005.
(31) Plomin R, DeFries JC, McClearn GE, Rutter M：Behavioral Genetics. 3rd ed. New York：WH Freeman and Company, 1997.
(32) Shore B：Culture in Mind：Cognition, culture, and the problem of meaning. New York：Oxford University Press, 1996.
(33) Shweder RA：Cultural psychology：what is it? In, Stigler JW, Shweder RA, Herdt G (eds.)：Cultural Psychology：Essays on comparative human development. Cambridge：Cambridge University Press, 1990.
(34) 田島信元：文化心理学の起源と潮流．田島信元編，文化心理学．朝倉心理学講座 11．pp1-17，朝倉書店，2008．
(35) 高木光太郎：ヴィゴツキー理論の可能性と実践の文化人類学．田島信元編，文化心理学．朝倉心理学講座 11．pp18-36，朝倉書店，2008．
(36) 樽味伸：現代社会が生むディスチミア親和型．臨床精神医学 34：687-694，2005．
(37) Tomasello M：The Cultural Origins of Human Cognition. Cambridge：Harvard University Press, 1999.（大西壽夫・中澤恒子・西村義樹・本多啓訳，心とことばの起源を探る．勁草書房，2006）
(38) Vygotsky LS（柴田義松監訳）：文化的－歴史的精神発達の理論．学文社，2005．
(39) 山岸俊男：文化への制度アプローチ．石黒広昭・亀田達也編，文化と実践――心の本質的社会性を問う．pp15-62，新曜社，2010．
(40) 山崎亮：デュルケーム『宗教生活の原初形態』．小松和彦・田中雅一・谷泰ほか編，文化人類学文献事典．pp152-153，弘文堂，2004．
(41) 吉田禎吾：文化．石川栄吉・梅棹忠夫・大林太良ほか編，縮刷版・文化人類学事典．pp666-667，弘文堂，1994．

第5章

生物学的立場から臨床精神病理学を問う
―――気分障害―――

1　臨床精神病理学によせる期待

　第2章で紹介したように，生物学者 Mayr E は，生物学の問いは，「何が」「いかに」「なぜ」からなる，と述べている。「何が」を問うのが純粋に記載的な構造の生物学であり，「いかに」を明らかにするのが機能生物学である。そして「なぜ」を問う方法として進化生物学がある。生命現象やその過程は，近因（機能的）と究極因（進化的）との二つの異なる因果関係の結果生じる。また，論理経験主義を代表する哲学者 Hempel C は，科学は，科学研究の対象となる事象の記述と特定の事象を説明し予測できる一般的法則・理論の確立が必要だとしている。

　精神医学では，この「何が」に当たる，純粋に記載的な対象を描き出す役割が臨床精神病理学に与えられている。しかしこの「何が」は，通常の生物学が対象とする現象を越えた階層にあり，主観的，抽象的，概念的な用語をもって記述される。記述は定性的・主観的で，そこに用いられる用語は一義的に定義できないあいまいさを少なからず内包している。症状評価尺度では定量化を試みるが，利便性はあるものの実際のところ現象の何を，どの程度正確に測定しているのかが保証されてはいない。にもかかわらず，生物学が記載される対象を要求する限り，精神疾患の生物学も臨床精神病理学を離れては成立しないのである。なかでも精神疾患の生物学的研究において最も必

要とされているのが，学問的粉飾を捨て透徹した記述と分析にもとづいた疾患分類である。

　ここで疾患（disease）の定義に一言触れておく。"疾患"とは，一定の病因，症状，経過，予後，病理組織学的所見などをセットとして備えた病的な状態を指し，生物医学的な概念として従来より定義されてきたものである。しかしながら，この古典的な疾患概念は生命科学の進歩につれて修正を余儀なくされている。身体疾患でみられるように，"一定の病因"については，多因子が多段階に組み合わされて発症する可能性を除外するものではないし，"病理組織学的所見"に関しても，分子レベルでの議論に踏み込んだところでは，機能的変化と構造的変化との区別は本質的な意味を失うだろう。一つの疾患単位と思われていたものが，分子レベルでさらに細分化されていくことも当然の前提である。

　単一の原因，例えば単一遺伝子の異常，病原微生物などにより因果関係をもって起こる疾患（例えば血友病や梅毒など）は，原因，病理・病態，症状が直線的な因果関係で説明しやすい。このような医学モデルを hard medical model という。これに対して，複数の遺伝子と無数の環境因が複合的に作用する結果，病理・病態，症状が現れてくる疾患があると考えられる。これを soft medical model という。この場合，関与する無数の因子と結果との関係は統計学的に推測されることになる。現在解明されていない疾患の大半が soft medical model で説明されると考えられている。

　精神疾患の生物学的研究は多岐にわたって行われている。それは，遺伝子・ゲノム，アミノ酸・蛋白，細胞，回路の階層で行われる。それぞれの階層には異なる記号や法則があり，階層が隣接する現象は説明できても，階層を飛び越えた現象までは説明ができない。ゲノムの法則でアミノ酸・蛋白の生成が予測できたとしても，細胞の恒常性がどのように営まれているのかは説明できない。同様に細胞の生物学では，1000兆のシナプスで結ばれている神経回路システム，あるいはそこを行き来する情報を解読することはできない。そして最後の壁が，脳とこころに立ちふさがる心身問題である。そして，こ

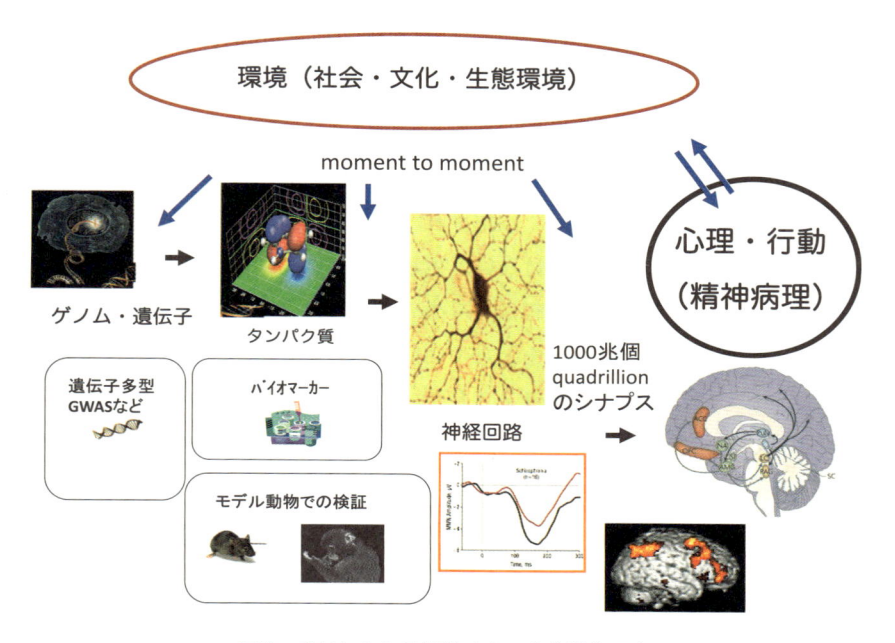

第5章　生物学的立場から臨床精神病理学を問う

図1　多岐にわたる精神疾患の生物学的研究

こころの世界に移ると，個人心理学，間主観心理学，社会心理学，文化心理学の階層が生まれてくる。

　精神疾患を理解する上で，どの階層が最も重要かということは問題ではない。それぞれの階層で行われる研究は，いずれもが精神疾患の理解に不可欠であり，診断的価値があり，また治療のターゲットともなる。例えば，両者の間が最も離れている遺伝子と行動との間にすら相関関係が認められている。

　このような多元論的理解に立つならば，そして全体を明らかにできない以上，どの階層のどのような現象がどのように臨床に有用なのか，という問いが最も重要なのである。

　疾患分類に話を戻すと，それが共通性，類似性，近縁性をもって組み立てられる以上，つねに暫定的なものであるのはやむを得ない。しかし同じく暫

107

定的なものであっても，今日の生物学的研究の桎梏となっている DSM-5/ICD-10 のような操作的診断分類は，疾患の分類をめざしているとはいえ，これらの視点を欠いた，新たな衣をまとった状態像診断（disorder）に留まっている。診断一致度の精度をあげることを主目的とした症候群としてまとめられていて，このことがとかく誤解されているのだが，決して疾患診断の厳密性や妥当性を高めたものではない。生物学的研究の要請に応じる形で作られた一面をもつ操作的診断分類は，その妥当性の確保を生物学的研究にゆだねているのである。この方法をとらない限りいつまでたっても疾患分類の本流には乗れないだろう，とも考えられたのかもしれない。この方針の決定は一見正しい判断であったかのように思われたが，やがて惨めにも抱えていた自己矛盾を露呈することになった。

　例えば大うつ病の診断基準は，特定の 9 症状のうち過半数の 5 項目を満たせばよい，と決められている。しかし，この 5 項目以上がなぜ必要なのかの根拠がない。そもそもあげられている 9 項目の各症状が，同等の価値をもって，うつ病の実体に近似しているのかさえ不明である。例えば，a～i までの 9 項目のうち，a～e を満たす患者と e～i までを満たす患者は同じ病態をもっているのだろうか。「症候が 2 週間以上続くこと」という基準にしても同じことが言える。

　生物学的研究の要請に応える診断は，かなりの確率で生物学的異常が起きている"内因性うつ病"の記述精神病理学に始まるべきであった。しかし"内因性うつ病"は，大うつ病の specifier としてのメランコリア型に留めおかれた。DSM-Ⅳ改訂に際して，メランコリア型を独立させるべきである，という Parker G, Carroll B, Fink M をはじめとする世界中のおもだったうつ病研究者による意見書が提出されたにもかかわらず変更は行われなかった。

　本村啓介ら（2012）[7]が指摘しているように，DSM の大うつ病は，実のところは独立したカテゴリーとして妥当性をもつものではなく，診断基準は有用な取り決めにすぎないのである。それでも，DSM にもとづいて診断された患者に対して行われた治験やそのメタ解析，あるいは大規模な疫学研究など，

さまざまな研究結果を日々目にしていると，あたかもそのような疾患の実体が存在しているかのような錯覚に陥ってしまう。診断上の約束事に過ぎないものが想像上の実体を獲得してしまう現象は，物象化（reification）と呼ばれてしばしば議論されてきた[2][6]。物象化はある種の思考停止をもたらす。経験から得られる臨床家としての感覚と，アカデミズムや企業がもたらす情報との間に多大なギャップがあったとしても，多くの精神科医はそれに対してもはや何もできず，ただ黙ってDSMを信じている「かのように」ふるまうだけである。これらはDSM全体の問題ではあるが，臨床経験から得られる感覚とエビデンスとのギャップは，うつ病において最も深刻である。

　端的に言えば，操作的診断分類に則った生物学的な研究の結果は一致をみない。そして議論に必ず登場するのが，異質性（異種性）である。状態像は異種性を容認しているのであるから，もとより結果において一致をみる必要はない。つまり一致していようといなかろうと，結果の真偽は不明のままに残される。重要なのはその異質性が疾患本態と密接に関係しているものなのかあるいはまったく無関係に存在しているのかである。と言ってみても，ここでも疾患分類に立ち戻らない限り，異種性の問題は放置せざるを得なくなる。このようにして堆く積まれたままに放置された研究結果は数限りない。

　DSM-Ⅲ分類に対する懐疑の声は，それが登場した1980年から30年を経た今頃になってやっと上がりだした。米国NIMHは，今後の生物学的研究のための分類として，Research Domain Criteria（RDoC）分類を提唱している。これは，現在の臨床症状を主体にしたカテゴリーを正しい前提として研究を進めるのではなく，神経科学的知見を基盤に分類を作り直そうという試みである。緒についたばかりであるが，分子遺伝学や神経システムの研究を人の精神疾患の理解に縦横に生かそう，というプロジェクトである。RDoCでは，脳がもついくつかのドメイン（恐怖，報酬，習慣，注意，言語など）を設定し，それらを遺伝子，分子，細胞，回路，行動，主観の階層で研究を行い，全体像を築きながら，ドメインの総体として，精神と行動を理解し，その障害を分類しようと試みている。

一方臨床精神病理学について言えば，DSM-ⅢからDSM-5に至っても，大うつ病に代わる疾患分類を提示できなかったのは，臨床精神病理学の限界を露呈したものであった，と言われても仕方ないのではなかろうか。むろん無批判のままにDSM分類を生物学的研究に導入した側も誹りを免れない。とまれ精神医学はかつての漠とした混沌の時代に後戻りはできない。臨床精神病理学は操作的診断分類を揶揄してすますのではなく，その豊穣な知の体系をもって，操作的診断分類を越えた新たな疾患分類体系を作り上げていく作業へと向かうべきではなかろうか。そのとき初めて，生物学的研究は分類体系に実を結び，体系自体の生物学的妥当性を与えることが可能になる。

　次に疾患を考えるときに思い浮かぶことをいくつか述べておきたい。縦断的な観察において得られる情報量は，状態像という断面から得られる情報量をはるかに越えており，したがって前者の情報を加えることにより，疾患単位を絞り込める可能性がより高くなるだろう。また，夾雑の少ないところで本態を観察できるのは，疾患が発症してくる初期過程である。後期過程は，遷延例によくみるように，疾患の二次的，三次的な結果（夾雑）を巻き込むので，本来の姿が隠されてしまいがちである。残念ながら実際の臨床では，初期過程は，現病歴，つまりあくまで歴史として物語られることになる。これに対して経過の方は，夾雑を巻き込みやすくとも，それをも踏まえてしっかりと観察していける強みをもつ。

　第2には，脳全体が作動する結果として行動が現れるのであり，そのなかから疾患を生む土壌の病理だけを切り取って観察することは困難である，ということを指摘しておきたい。しかも，脳は環境（入力）との関わりをもって作動するシステムであり，それも脳は現在の環境に反応するだけでなく，過去の環境との関わりを記憶として保存し，記憶のチップで構成され，作動する計算機でもある。さらに後述するように，その環境のもつ意味（状況の認識）もまた脳の産物であるという循環性をもちながら，環境はさらに文化や歴史へと広がっている。心臓のAV伝導障害が，その心臓に備わった他の条件や心臓を取り巻く環境に独立して観測できるのと大きく異なる点である。

たとえそれらの影響が無視できない場合があるとしても，他の臓器と脳とではその複雑さの程度と広がりにおいて比較にならないほど異なっている。

　ここでとりわけ重要なのは性格である。性格は精神疾患の隠された次元であり，病源性と病修飾性を備えているものである。性格は経験と素質によって形作られる。したがって，性格を知る上で生育歴が与えてくれる情報は何よりも貴重である。また家族についての情報は，精神疾患の遺伝性を探る上で重要なだけでなく，患者の性格を読みとる上でも重要である。

　仮に横断的な情報にもとづく診断（状態像）に固執して診断を進めようとするならば，このように修飾を受けやすい表現型である"行動"を基準にするのではなく，代わりに脳機能の生物学的偏倚を導入できないかとの考え方もあろう。空腹時血糖値（負荷試験も含めて）が糖尿病の診断を導くように，生物学的マーカーを導入しようとする試みがこれまでにも数多く行われてきた。そこでもやはり，マーカーが病因に直結して疾患の姿をしっかりと捕らえていない限り，臨床医にとっては検査のもつ価値は少ないと受け止められてしまう。例えば健常者と大うつ病を判別するマーカーとして dexamethasone 抑制試験が注目されたことがあった。しかし大うつ病（つまりは重いうつ状態）の診断であれば，経験を積んだ精神科医は何ら困ることなくできてしまい，わざわざ手間のかかる検査にまで及ぶ必要はないということになろう。マーカーは治療法の決定や予後予測に役だって初めて利用価値がでてくる。しかしそのためにはマーカーは質的・量的に疾患を鑑別できるものでなければならない。

　このようにみてくると，気分障害（躁うつ病）に疾患を見分けていくときに，一例として，病前性格－発病状況－治療反応性－経過の要素間の関連を重視する，笠原・木村分類は，その分類の構造概念において正鵠を射ていると直感できよう[4][5]。例えば，疾患としてのうつ病，正常との連続性をもつ病的体験反応，パーソナリティの問題としてのうつ状態を分離する最良の方法であろう。このような構造概念に高い信頼性と生物学的妥当性が備わったときに，真の疾患分類に近づくような気がしてならない。

以上，一人の生物学的研究者の立場から臨床精神病理学へ向かって，意見とも感想ともつかないことを述べてきた。続いて，習作の段階ではあるが，筆者なりに精神疾患を生物学的俎上にのせて分析を加えた試論を提示したいと思う。

2　気分障害の生物学的構造

　これも第2章で詳しく議論したように，気分障害の再発傾向を考えるならば，脆弱性は一過性に現れるものではなく，持続的な性質（static 成分）をもっているはずである。気分障害に static 成分を認めるならば，それは，病相期でなくとも，人の行動に何らかの影響を及ぼしていると考えるのが自然である。そこで注目されるのが，古くから優れた研究が重ねられてきた気分障害の"病前性格"である。私たちは，行動に転化した static 成分を病前性格（その一部にしろ）として捉えているのかもしれない。

　この比較的永続的な成分，すなわち気分障害の脆弱性は遺伝子と環境により構築される"脳構造"に内在化されるものであり，神経回路網，脳細胞とその構成部品の階層に局在すると考えられる。Static 成分にかかわる環境としては，主として脳の発達時期の環境（すなわち養育環境）が重要であると考えられることが多い。しかし脳の可塑性が作動し続ける限りにおいて，過度の心理社会的侵襲が度重なるならば，PTSD に代表されるように，何らかの病的な可塑性がいつ生じても不思議はない。また，心理社会的侵襲が，液性因子などを介して，神経細胞を傷害することは事実であろうし，神経細胞の死と新生にすら影響を及ぼす可能性も認められつつある。

　一方，病相は，この static 成分の上に，発症の引金を引く因子により引き起こされる"脳機能"の，一般的に，短期的・可逆的な変化（dynamic 成分）が加わって生まれるものである。発症の引き金を引く因子は，心理社会的状況因をはじめとして，内分泌障害，薬物やアルコールなどの物質，季節変動など多彩である。したがってその作用点は脳構造のあるゆる階層にわたり得

る。

　気分障害の多くに誘因が認められるとはいえ，すべての気分障害を，偶発的な出来事に対する了解可能な感情反応の誇張されたものとして理解することはできない。気分障害の患者は，一見して日常的な出来事のなかで不釣り合いなほどに気が滅入り消耗する。幸福の絶頂でうつ病へと突き落とされ，喪の最中に躁転する。このことをどう考えればよいのだろうか。

　気分障害の患者では，病前性格として観察される固有の情動認知スタイルのために，環境（環境特異性があるのかもしれない）への高い感受性が生まれ，ありふれた心理社会的環境が誘因へと転化してしまう。すなわち発症の状況とは，固有の情動認知スタイルが身体内外の知覚と結びついて生みだされる，持続的で強迫的に押し寄せてくる危機的表象であり，それは同時に感情障害のdynamic成分を生成する動因でもある，とは考えられないだろうか。つけ加えるならば，dynamic成分は情動認知スタイルをさらに歪め，それは再びdynamic成分を増幅する，という悪循環を生むに違いない。つまり，疾患関連遺伝子群が規定しているのは病前性格なのかもしれないのである。この場合，性格と環境の特異性は（酵素とその基質の如くに）高く，発症の重要な鍵を握ることになり，治療上の焦点ともなるはずである。

　気分障害の再発様式には，その発症機序を考える上できわめて示唆に富む特徴がいくつかある。病相は散発的に起こるのではなく，群発する性質をもっていること，再発を繰り返すたびに，誘因の関与する率が減り，再発が一見して自律的に起こるようになることである。

　この易再発性は第1章(20-21頁)に紹介したように，古くは下田光造(1949)によって「反応易発性獲得」として記述されている。Ihda & Müller-Fahlbusch (1968)[3]らはかつて，発症による体験構造の変化が自動化現象を生み，再発しやすくしていることを指摘している。「反応易発性獲得」あるいは体験構造の変化とは，病相が回復した後にも患者の体験構造に何らかの変化が刻まれ，そのために状況的変化の影響に対して過敏に反応しやすくなっているのではないか，とする考えである。これはOkumaら(1972)[8]のチャンネル機

構,そしてさらにラピッド・サイクラーに対する抗けいれん薬の有効性を根拠にした Post R (1990)[9]のキンドリング現象という生物学的な概念に共通する。易再発性は,キンドリングというてんかんの現象として狭くとらえるよりも,脆弱性のさらなる獲得,程度に理解した方が生物学的研究に入っていきやすいかもしれない。

　上記仮説では遺伝と環境を便宜的に区別して扱っているが,第2章「うつ病の行動遺伝学的構造」で詳しく取り上げたように,遺伝(nature)の対立概念として捉えられることの多かった環境(nurture)にも遺伝の影響が無視できないことに一言触れておきたい。The nature of nurture という言葉に要約されるように,「環境も遺伝子により作られる部分がある」ということである[10]。精神疾患の脆弱性遺伝子をもつ親は,子にその遺伝子を伝えるとともに,自らが遺伝子の影響を受けた行動様式により,家族の不和,離婚,経済的貧困などを生み出し,子が精神病理をさらにもちやすい環境を作り与えてしまうかもしれない(passive gene-environment correlations)。あるいは,遺伝子が気質に影響を与えることで,他人から負の感情反応を惹起したり(evocative gene-environment correlations),個人を特定の環境により高頻度に曝させたり(active gene-environment correlations)することがある。具体的には,子の気質が親の養育態度の変化を招く事実を始めとして,小児期の事故,仲間,ソーシャル・サポート,離婚,薬物乱用,社会経済状況などは,ある程度,自らの遺伝子の影響を受けて作られると考えられている。新奇性追求心が強く,損害回避が弱ければ,その個人は,事故に遭いやすく,薬物乱用に走る可能性が高いだろうし,損害回避が強すぎれば,事故には遭いにくくなるが,仲間やソーシャル・サポートは乏しくなるだろう,というわけである。

　もはや状況因をすべて不幸な偶然に帰することは不可能なばかりか,内因・外因・心因の区別さえかつてのように単純明確ではなくなったと言えよう。遺伝子−環境相関の一つのメカニズムとして,遺伝子にエピジェネティクス修飾を加えて,長期(年単位)にわたる遺伝子の転写を変えるという現象

（第9章参照）が発見されている．例えば，幼少時の母子分離体験とうつ病との関連を強調する精神分析理論やBrown GWの理論[1]は，新たに生物学的な視点から批判的に考察される必要があるだろう．

おわりに

　脳科学は，情動，記憶，認知を解読しつつあり，さらには意識の領域にまで迫ろうとしている．脳科学の発展にあと押しされて，生物学的精神医学も，脳研究の方法論や脳理論の大きな展開を伴って精神疾患に迫っていくだろう．しかし，闇雲にデータを積み上げてみても，それを組み立てる設計図がなければ意味をもたない．そのためにはRDoCのような取り組みに加えて，蓋然性をもった疾患の仮説が臨床精神病理学から与えられる必要がある．そのなかから，生物学的研究は自らの結果をもっともよく説明できる仮説を選び出して行くだろう．

　すべての臨床精神病理学研究が生物学との対話を必要としないように，すべての生物学的研究が臨床精神病理学と対話する必要もない．しかし疾患分類と診断といった最も重要な課題では，生物学と臨床精神病理学との対話が不可欠である．両者が相互に発展を促し合う時期に入ったとき，精神疾患の解明は一気に前進し大きな成果をもたらすように思われる．

文　献

(1) Brown GW : Social Origins of Depression. Free Press, 1978.
(2) Hyman SE : The diagnosis of mental disorders : The problem of reification. Annu Rev Clin Psychopathol 6 : 155-179, 2010.
(3) Ihda S, Müller-Fahlbusch H : Zu den Entstehungssituationen wiederholter endogener depressiver Phasen. Psychiatria Clin 1 : 32-43, 1968.
(4) 笠原嘉・木村敏：うつ状態の臨床的分類に関する研究．精神経誌 77：715-735, 1975.
(5) 笠原嘉：うつ状態の臨床的分類（笠原・木村）に関する研究．精神経誌 81：786-790, 1979.
(6) Kendell R, Jablensky A : Distinguishing between the validity and utility of

psychiatric diagnoses. Am J Psychiatry 160 : 4-12, 2003.
(7) 本村啓介・神庭重信：抑うつ性障害―― DSM-5改訂の動向と批判．臨床精神医学 41（5）: 565-575, 2012.
(8) Okuma T, Shimoyama N : Course of endogenous manic-depressive psychosis, precipitating factors and premorbid personality―A statistical study. Folia Psychiatrica et Neurologica Japonica 26 : 19-33, 1972.
(9) Post R : Sensitization and kindling perspectives for the course of affective illness : toward a new treatment with the anticonvulsant carbamazepine. Pharmacopsychiatry 23 : 3-17, 1990.
(10) Rutter M and Plomin R : Opportunities for psychiatry from genetic findings. Brit J Psychiatry 171 : 209-219, 1997.

第6章

うつ病の臨床精神病理学
——「笠原嘉臨床論集」[注1]を読む——

はじめに

　うつ病を内因と心因という構成要素で二分する理解は，一見すると単純でとてもわかりやすく，実用的でさえあるように思われる。一方の極には，限りなく心因を欠き内因（身体因）性としか思えないうつ病があり，反対極には誰の目にも心因性と映るうつ病がある。確かに内因と心因は存在する。しかし実際には，多くのうつ病は両者の要素をともに含んでいるのではなかろうか。

　内因vs心因の二要素ではすっきり収まらないものとして，神経症性の葛藤やパーソナリティ障害を舞台として生じるうつ病がある。ここで心因，神経症などをひとまとめにして非内因性うつ病とするならば，内因性うつ病の輪郭は鮮明になり，分類は簡明になるだろうが，非内因性うつ病が混沌のなかに埋没する。

　心身論が身体と精神を切り離せないように，内因（身体）と心因（精神）を切り離して考えることはそもそもが謬見である。

1　笠原・木村分類の構造

　では，うつ病[注2]の分類はどのように決着を付けるのがいいのだろうか。

笠原・木村論文（1975）[(6)]は，この問いに答えようとした試みである。彼らの巧緻な分類の基盤をなしているのは，内因でも心因でもなく，病前性格である。下田光造や Tellenbach H，平沢一らの性格論は，「病前性格からうつ病への心理学的架橋に成功」し，「内因性うつ病の少なくとも一部が特定の性格者の特定の情況において示す反応」であることを明らかにした［72］[注3]。笠原らは性格論を分類の中心に据えることで，臨床的にも理論的にも妥当性が生まれることに気づいた。これが笠原・木村分類の基本構造である（134-136頁の資料参照）。したがって，その独自性は，彼らが"性格（情況）反応型"と呼ぶⅠ型を配置したことに表れている。

　この分類は，病前性格を主成分として，まずⅠ～Ⅳの四つの類型（理念型）を区別する。それは，メランコリー親和型性格・執着気質（第Ⅰ型），循環性格（第Ⅱ型），未熟（秩序愛や他者への配慮性に乏しい）（第Ⅲ型），そして分裂質（第Ⅳ型）である。次に第Ⅴ型として悲哀体験を，第Ⅵ型として「その他」を配置している。病前性格は，生活史，家庭像，病像，発症情況，治療への反応，経過，年齢，体型とともに9ビットの情報として，一つのカテゴリーを作る。

　次に笠原・木村分類の第2の特徴に移る。内因性うつ病が軽症のうつ病として現れることがあり，かたや心因が精神病症状を伴ううつ病を生むことがある。類型と症状の軽重は，一定程度の連動を保ちながらも，独立して動くことがわかる。笠原らはそこに，Jackson JH に起点をもち，Ey H により完成された器質力動論 organo-dynamism をもってくる。すなわち，意識の解体水準の深さに応じて，軽うつ病＜軽躁病＜うつ病＜躁病＜精神病が現れるとして，第Ⅰ型から第Ⅵ型に，それぞれ相応する亜型を布置したのである。つまり笠原・木村分類は，カテゴリー分類にディメンジョン的な心的水準段階を組み合わせた立体構造をとっている。

2 DSMによるうつ病分類

　内因vs心因の議論を棚上げにした診断分類が他にもある。言うまでもなくDSM-Ⅲ（1980）である。DSM-ⅢはResearch Diagnostic Criteria（RDC）を鋳型として作成され，RDCをさらに遡るとFeighner基準に至る。既に第3章[(4)]で紹介したことだが，Spitzer R（1978）の原著には大うつ病（RDC）について以下のような説明が書き残されている。

　　「重篤なうつ病 serious depressive illness を総称する用語 generic name は意見の一致をみていない。したがってわれわれは，大うつ病性障害 major depressive disorder という用語を用いる。この名称は，多くのうつ病の亜型を含む診断名として十分に一般的なものだからだ。大うつ病は，従来診断ならば抑うつ神経症，退行期うつ病，精神病性うつ病，躁うつ病のうつ病相と診断される事例を含むことになる。」

　つまり，大うつ病の大（major）は重篤（serious）ということである。DSM-Ⅲは，このようにして，内因vs心因，カテゴリーvsディメンジョンの長い混沌とした議論に終止符を打った。均質性や原因論に距離を置き，症状の重症度を曲尺としてうつ病の測定を試みた。そして，大うつ病−小うつ病−適応障害を連続的に配置し，気分変調症をやや分離して置いた。

　笠原とスピッツァーはともに，従来のうつ病分類に対して問題意識をもっていたのである。ところが両者は異なる原理を採用し，異なる（しかしともにプラクティカルな）分類を構築することになる。

　時とともに，DSM大うつ病の基準がどのような経過で作成されたのかは語られなくなった。そして，DSM-Ⅲ以降の生物学的研究や精神薬理学的研究のほとんどは，批判のない閉ざされた世界のなかで，生物学的妥当性の曖昧な大うつ病にその基盤を求め続けてきたことになる。新規抗うつ薬の対プラセボ比が高くないのは，薬効もさることながら，大うつ病（特に軽症）を対象としていることにも大いに関係する。

身体論の立場でうつ病を研究しようとするならば，手始めに内因の色濃いうつ病を対象とすべきであろう。ところが困ったことにDSM-Ⅳのメランコリア性大うつ病のクライテリアは診断妥当性を十分に備えていない[4]。問題は，後述するように内因の多様性を踏まえたうえで，内因性うつ病をどう診断するかである。さまざまな尺度が開発されているが，笠原・木村分類の第Ⅰ型を対象とするのも一法であろう。

3　"若年者のうつ病"の分類

　若年者のうつ病が昨今話題に上がることが多い。実際に，地域住民を対象とした疫学研究でも，65歳以上の年齢コホートの生涯有病率を1とすると，有病率は年齢が下がるにつれて増加し，18～34歳でのそれは，オッズ比24にまで跳ね上がる[7]。

　笠原は1971年の論文[5]において既に，うつ病の増加，それも若年者での増加が目につくと述べている。この現象は実は昨日今日に始まったことではなさそうだ。

　そもそも若年者のうつ病は，うつ病という病気を難解なものとする主たる原因であり，つねに重要なテーマなのである。

　若年者のうつ病は，成人と同じように分類Ⅰ～Ⅴ型のそれぞれに振り分けられる。ところが若年者は性格形成途上にあるため，性格に依拠する笠原・木村分類に落とし込むことがしばしば困難なことがある。この場合には，暫定的にこれらを第Ⅵ型「その他」の"若年うつ病"に置いておく。

　ちなみに，逃避型抑うつ（広瀬徹也），ディスチミア親和型（樽味伸），未熟型うつ病（阿部隆明・宮本忠雄），および現代型うつ病（松浪克文）などの論考は，Ⅰ～Ⅴ型にすっきりと分類できない，"若年うつ病"の精神病理学を深めようとした試みである。

　さて分類の第Ⅲ型は，若年で多発し，未熟な性格の上に環境への持続的な葛藤（主として対人葛藤）が加わって生じるうつ病である。この類型に関係す

る従来診断として，神経症性うつ病，抑うつ神経症，反応性うつ病，心因性うつ病，心因反応，更年期うつ病，claiming depression, hysteroid depression があげられている。

　第Ⅲ型は，従来神経症性うつ病と言われた病像と相覆うところが少なくない，としながらも笠原は，神経症が防衛葛藤のことを言うのか，症状の特徴を言うのか，精神病レベルに至らない病態を指しているのかが一定しないため，神経症ということばは捨てた方がよい [53]，と考えた。筆者もまったく同感である。

　ここで，第Ⅲ型についての理解を深めるために，笠原論集から重要な記載をいくつか抜粋して紹介する。「未熟依存的・自信欠如的な性格の上に持続的に葛藤情況（主として対人的葛藤）が加わって生じるうつ病」[26]。「広い意味での神経症の特徴を早くから，少なくともうつ病発症に先立つかなり前から示している。……過去の生活歴にはなばなしい対人葛藤ないし行動異常がみられ，生活史的問題を早くから荷った人である。第Ⅰ型にみられた秩序愛，他人との関係の円満さを維持するための配慮はここにはない」[53]。「自信喪失，失敗の因を境遇や他者に転嫁する」，「攻撃性が表に出る」特徴があり，「発症以前に神経症の特徴を示し，過去の葛藤が再現されていることがある」[26]。

　おわかりいただけたであろうか。このように第Ⅲ型は，葛藤への傾きに加えて，未熟で依存的・他罰的などを特徴としており，一部は逃避型抑うつやディスチミア親和型と重なる。一方で大きな違いもある。逃避型抑うつの病前性格や適応はむしろ第Ⅰ型に近く，ディスチミア親和型では一貫して神経症的な葛藤を欠く。どちらも第Ⅲ型にはしっくりと当てはまらないのである。

　蛇足ながら，笠原はまた，若年に加えて退行期も葛藤反応型うつ病の好発時期であるとし，このタイプのうつ病は，「成熟に関する年代的な転換期と関係する」のではないかと推測する [54]。たしかに病棟や外来に多愁訴で依存的なうつ病患者は少なくない。残念ながらこのとき以来，退行期の葛藤反応型うつ病の分析には，大きな前進がみられていないようである。さらなる精

神病理学的考察がほしい。

4 ティーンエイジャーの退却型うつ病

論文「ティーンエイジャーのうつ病」(1977)で笠原は，新しいタイプの神経症様態として，学校恐怖，選択的退却症（笠原）などの非内因性うつ状態を報告している。選択的退却症（いわゆるステューデントアパシー）では，「病前はむしろ適応のよい模範"児童"的青年で，しばしば黄金時代の持ち主」であり，「アイデンティティをめぐる混乱や優勝劣敗への過敏性と優勝劣敗の明らかにされる生活領域からの撤退，黒白二分式の強迫的完全主義」が特徴で[112]，「ステューデントアパシーと性格反応型（第Ⅰ型）とは病前性格が似ている」[116]と繰り返し述べている。このことから，選択的退却症で笠原が念頭に置いていた臨床像は，ディスチミア親和型と明確に区別される特徴をもつことをここで確認しておく。また，広瀬の逃避型抑うつと対比するならば，競争や白黒はっきり決着がつく状況からの逃避という点で両者は共通するものの，前者は慢性の無気力・無感動が主症状であるのに対し，後者は遊びや運動では比較的活発である点が異なる。

笠原はまた，若年者の性格にメランコリー親和型の完成をみないのは，ティーンエイジャーでは対他的配慮性という，形成的・後天的と思われる肉付きがまだ十分にできていないためかも知れないと述べ[111]，若年者では"内因性うつ病の軽症化"が特徴であると考えた。後年，松浪は，昨今の職場において依存・信頼関係が崩れつつあるなか，強迫性が弱化したために，軽症化した内因性うつ病を"現代型うつ病"として紹介している。一方で加藤敏は，未成熟なメランコリー親和型者が，職場の合理化と高いノルマのもとで，外圧的，外形的にメランコリー親和型行動を強化させられてうつ病に至る場合を"職場結合性うつ病"と呼んだ。

これらの亜型の違いは何によるのであろうか。診ていた患者が違っていたのか，それとも時代が変わったからなのか。いずれにしても，若年者のうつ

病に対して，大うつ病や適応障害などと実態の曖昧な枠をはめて済ませても，患者理解や治療には詮無いことである．精神科医は患者の精神病理学的理解を少しでも深めることをめざすべきである．

本論文の後段で笠原は，選択的退却症の考察にもとづいて，若年の葛藤反応型（第Ⅲ型）を，"依存的・多愁訴的うつ病" と "逃避的・退却的うつ病" に分けることを提唱している［122］．論文「二〇歳台のうつ状態」(1989) には，前者は他者からの愛と関心の供与を求めてやまないのに対し，後者は「ぬけぬけしていて，内心葛藤に苦しんでいるとは言い難く，傷つけられるのをおそれて一定の対人距離を置く」［129］，とある．

後者の "距離をもった退却" を例示するために，広義のうつ病の範疇で考えざるを得ない［122］，とことわったうえで，"退却型うつ病か？" の標題のもとに，2症例を紹介し考察を加えている［118］．

ここにはしかし，以下のような気になる記載が残されている．

「対人的・対世界的関係においてうつ病者が，屈折した形ではあるが，他者からの愛と関心の供与を求めるのに対し，この二症例などは対他的に控えめで，依存性，愁訴性が少ない．むしろ対他的にはつねに一定距離に退却しており，わずかに自分にとって適切と感じる種類のやさしさ，暖かさのあるところでのみ，関係をおそるおそる回復しようとするにすぎない．」［122］．

筆者はこの2症例を読んだとき，はたして彼らに発達障害はなかったか，という疑問を抱いた．これらの症例には，他に発達障害を疑わせる症状は記述されていない．もっとも当時は，発達障害という概念はきわめて狭かった．『新版精神医学事典』（弘文堂，1993）にもアスペルガー症候群の項目はない．治療者に軽症の発達障害への関心が薄かったとしても不思議はない．

むろん，安易な納得や思考停止へと導く，"発達障害" という診断名のもつ暴力性は十分承知すべきであろうし，そもそも症例の身勝手な解釈は慎むべきである．ただ筆者がここで提示したいことは，"退却型うつ病" と映る患者のなかには，広義の発達障害の文脈で理解できる場合が含まれるのではなか

ろうか，という疑問である．

5　若年うつ病への対応

　笠原は，京大で大学生の健康管理に関わったときから，若年者のうつ病が典型的でないことに気づき，神経症性アパシーとしてこれを記述するなど，アモルフな若年うつ病の実像を追い求めてきた．ここで，読者の参考のために，笠原の治療姿勢を，本意を曲げないように，彼のことばをつなぎながら，まとめてみたい．

　病前性格がはっきりとみえてくるまでは，早く診断しすぎないことである［6］．確定診断はゆっくりでよい［12］．しかし治療はすぐ始めなければならない［12］．その際，診察室では老若男女を問わず，間違っても良いから「Ⅰ型を仮定して」始めるのが相手を傷つけなくてよい［12］．メランコリー親和型者はもともと休息を苦手とする［154］〔筆者注：どの亜型であっても，うつ病のなかでは患者はしばしば休息能力を喪失してしまう〕．どの患者もまずは，心身の休息，抗うつ薬，小精神療法で開始するのがよい［204］．

　抗うつ薬は抑うつ気分を改善してくれるが，その後に残る意欲の低下，興味・喜びの低下には，十分な効果が期待できずに，遷延する場合がある［172］．軽症のうつ病が治りやすいとは限らない［172］．経過をみながら，徐々に心理療法や復職リハビリへとウェイトを移し，病人の心理的生長を促す［213］．1回の面接は短くてよいので，定期的に（少なくとも2週に1回）会う［13］．精神科医は，慢性化した人に対しても，面接の意義の少なくないことを意識する［13］．3年もすれば，難治のものでも変化する［194］，と考えておく．決して性急に怠け者・ヒステリー呼ばわりしないことである［194］．たとえ慢性化しても，時間とともに生長する彼（女）がいることを忘れないようにする［13］．早すぎる復帰は失敗に終わることが多い［159］．気の毒に思って頑張らせると，自殺などという思わぬ不幸がくる［161］．

　慢性うつ病がよくなると情況に応じて"うつ"が消失する［11］〔筆者注：は

じめから軽症の場合にもそうであるが,気分の反応性があれば,仕事には出られなくとも遊びには行けることがある］。

　話は変わるが,先日オーストラリアの Parker G と話していたときである。筆者は,企業の嘱託医を長く務めている経験から,次のような話をした。

　「不機嫌になりがちな最近の日本の職場では,大勢の同僚の前で,上司から能力や人格をなじられ,プライドを痛く傷つけられたことがきっかけで他罰的な抑うつ状態になり,出社ができなくなる若年社員が少なくない。」

　すると彼は,オーストラリアでもよくある話であり,この患者に必要なのは,薬剤ではなくて上司の謝罪ではないか,と言った。確かに,何となく感じていたことであった。この話を内海健にしたところ,このような場合,えてして上司自身もまた未熟なことが多いのではないか,と返された（私信）。

　ともあれ,自己愛が受けた傷が効力感の喪失や現実回避につながり,これが,抑うつ→機能の低下→休職→……へとつながる悪循環を生まないためには,（本人の側にも問題はあろうが）,早い段階での上司による謝罪やサポートという介入を真剣に考えてよいかもしれない。もっとも,これだけでうつ状態が解決するならば,うつ病とまで言わなくてもよいと思う。

　若年者のうつ病について最後にもう一言付け加えるならば,1991 年の 81.3% をピークに低下を続けた大学卒の就職率はいまや 50% 台となり,就職氷河期とも言われるようになった。時代の流れにもっとも敏感な若年者の罹るうつ病が今後どのように変わっていくのか,精神科医療が,職場が,そして社会が,彼らにどう向き合うのか,われわれは目が離せない。

6　復職準備という発想の先駆性

　今日復職リハビリの重要性が認識され,全国に広がりつつある。この復職に備えることの重要性は,笠原によって 1982 年の当時既に指摘されていた。それは,論文「うつ病の治療と社会復帰」（1982）において,笠原のムンテラ

7ヵ条（小精神療法）の紹介に続いて出てくる。

　周知のように，復職に際してはまず"今までの職場"へ戻すことが原則である。その理由は，笠原のことばを借りるならば，「うつ病に限って職場での対人関係の良否が原因」であることや，「鬼課長がいるからとか，同僚にいじめられるとか，仕事が難しすぎるとか，そういったことがうつ病の契機になる」ことは稀だからだ［160］。

　この原則は，内因性うつ病と終身雇用の組み合わせでは妥当な方針である。しかし昨今では，「上司が厳しい。仕事が難しい。職場が不機嫌」といったことが契機になることが多く，"復職は同じ職場に"という原則が当てはまらないこともある。笠原も"退職すべきケース"［163］で，例外を認めている。

　1990年代に入ると本格的な経済不況とグローバリゼーションが押し寄せ，終身雇用は崩れて，職場の流動性が高まった。職場はもはや，同調性を重視し，艱難辛苦に耐えて生涯を捧げる運命共同体ではなくなりつつある。長期の人間関係を強制しないリキッドな職場はまた，誰もが"不機嫌でもすむ"職場へと変わった。そこでディスチミア親和型とリキッドな職場という組み合わせでは，"退却"が，より好ましい人間関係を求めてヨコへ移動するための正当かつ有効なステップとなり得る。ただし，リキッド化はいまだ社会の一部で起こっているにすぎない。リキッドな職場から出てみたら，周りはみなソリッドだったということもある。不況と就職難に見舞われている昨今の日本では，"退却とヨコへの移動"は一部の好景気の業界での，しかも才能豊かな少数エリートたちにとっての話なのかもしれない。

　話を復職に戻そう。笠原は，慢性化したうつ病のリハビリには，うつ病の急性期への対応とは異なる処方箋を書く。「一年以上を経た難治ケースには，休息よりも社会生活をしながらの治療の方がよいことがある」，「趣味的なスポーツとか副業的アルバイト的な責任のない仕事に手を染めさせる」，「訓練的復職をさせてもらう」などである［166］。

　これもまた今日の社会情況とのすり合わせが多少とも必要であろうか。以前には職場にも余裕があった。大手の企業であれば，訓練的復職を快く引き

受けてくれた。しかし、バブル崩壊以降、情況は変わったように思う。中小企業はむろんのこと、大企業ですら、職場に余裕がなくなってきた。そのため、制限勤務で復帰されると困る、と言われることが少なくない。復帰すれば、正規社員として頭数に数えられる。そこで一人前の仕事ができないと、他の者たちが病者のノルマの分まで負担しなければならなくなる。一方で単純作業はIT化され、残された訓練に向いた仕事は派遣社員に振り分けられている。訓練的復職のための仕事が現場にはなくなっているのだ。

だから完全によくなってから会社に戻ってくれ、と言われるようになり、社外に復職訓練をする場が必要になったのである。復職リハビリは医療機関の仕事となり、しかも大いに必要とされて、対応が間に合わないほどである。

これもまた余談であるが、休職期間が切れそうになったときに劇的に回復する患者がいる。しかし考えてみれば誰にも、試験前や原稿の締めきり前になって、やっとやる気が出てきたという経験があると思う。患者だけを皮肉な目でみるべきではなかろう。

7　笠原は抗うつ薬をどう用いたか

昨今、抗うつ薬の安易な処方とその弊害がさかんにマスコミを賑わしている。かつて医師によりベンゾジアゼピンが濫りに使用され、問題とされたことがあった。いまではSSRIがそれに取って代わっただけのようである。考えてみれば、薬が変わっても、使い手の臨床力が変わらなければ、同じような結果に終わるのも不思議なことではない。マスコミの批判を待つまでもなく、われわれは大いに反省すべきである。

英国NICEガイドラインをはじめ、軽症の大うつ病には抗うつ薬の投与を原則として控えることを推奨するガイドラインが出はじめた。抗うつ薬市場の巨大化に楔を打とうとしたのだろうか。たしかにエビデンスもある。軽症の大うつ病では、プラセボとの差が、中等度のエフェクトサイズ（$d>0.5$）に達しない、というメタ解析も報告され[8]、これが新聞各社により「抗うつ薬

は無効」などと報道されたことがあった。これでは，笠原の言う"軽症内因性うつ病"の理解が欠落してしまう。

かたやわが国では，マスコミが抗うつ薬の副作用を過剰なほどに取り上げ，精神科医の処方に痛烈な批判を浴びせるなか，厚労省や諸学会にガイドラインはなく，手製のアルゴリズムも 2003 年の改訂を最後として放置されたままである[注4]。このような風潮のなかで，精神科医はうつ病の治療に自信を失い，萎縮した医療を行いがちになってはいないだろうか。

笠原は，豊富な臨床経験と器質力動論の立場から，一貫して，心理療法と抗うつ薬とを組み合わせる治療の有効なことを述べ続けている［ⅱ，135，197，199，211，213］。例えば，「神経症性うつ病にしても，薬物への反応はかならずしもよくないが，全く薬物なしにすませることはできない。多少とも効果があり，本人も欲するし，当方もその必要を無視できない。ただし，心理療法的介入を要する。本人もそれを求める。心理療法は年単位を要する。それだけの環境をもつ学生であったり，理解ある夫をもつ主婦である」［135］。また「小精神療法の七原則といっても，薬物療法を受けていることが原則である。医師は脳のことを当然考えないわけにはいかない」［197］，「薬物療法は，今日の精神科医療にとって，もはやアペンディクスではない」［199］あるいは「薬を処方せずに面接だけですませることのできた人は十年の間にほんの例外的であった」，「それどころか，薬物をちょっと使った方が，むしろカウンセリングにしても精神療法にしても効果が上がるとさえ思っている」［210］などとある。

秀でた精神科医の冷静な経験として，これらのことばに耳を傾けるべきである。また，意欲の低下，興味・喜びの低下に届く抗うつ薬の開発を期待するとの言葉は［191］，診察室からの要望として，精神薬理学者や企業の研究者がもっと注目すべきであろう。

8 笠原のうつ病論を読み終えて

このたび笠原のうつ病論を真っ向から読む機会を得た。ここで，書き残した疑問や考察をいくつかあげておきたい。

言うまでもなく第Ⅰ型の病前性格はメランコリー親和型である。これは他者への配慮と秩序愛に代表される。加えて，笠原は，対人関係性がより根本的で，秩序愛は対人的配慮において発揮される二次的なものであるとする見方を披露する。さらに，平沢が"Tellenbachのメランコリー親和型の考察に欠如している"と指摘した気分比を，笠原もまた重視する。つまり，メランコリー親和型うつ病は，対人配慮と秩序愛の平面に，陽と陰の気分変動の軸を立てて理解するべきであり，人によってはうつ病相に加えて，軽躁病相が現れると分析しているのである。この分析は正鵠を射ていると思う。

さらにメランコリー親和型者は，循環性格者ほどには気分変動があらわでなく，内的葛藤に乏しく，むしろ過剰適応していることが多い。強いて言えば，弱力性優位の性格であるという [32, 33]。「自分を社会に安売りさせ，他者なしに存立しえず，一種の自我欠損」，「個性的な人間関係の不成立」，「世俗性が強く，所有喪失に常におびえる」などとも出てくる [76, 77]。しかも，「弱力性はなかば体質的な要素を含み，前うつ状態への生来の親和性が，うつへの心的防衛として，強迫的な性格防衛をある年齢から作り上げる」のではないかという [87]。

筆者は，この生来の弱力性という特徴の指摘に接して，第Ⅱ型でなく，第Ⅰ型の病前性格として下田執着気質が配置されていることに若干の疑問をもった。執着気質は，熱中性，偏執性，凝り性のような強力性が目立つ気質である。下田らが執着気質の根拠としたのは，うつ病だけではなく，躁病，躁うつ病をまとめた対象（一元論躁うつ病）から抽出されたオリジナル・データであった[(3)]。一方，単極のうつ病者を主たる観察対象としたTellenbachや平沢は，執着気質の熱中性・執着性が薄まったメランコリー親和型性格をそ

こに見いだしたのである。したがって，下田執着気質は主として第Ⅱ型の循環型うつ病の病前性格にこそ置かれるべきではないか，と思う。

と同時にメランコリー親和型の弱力性をふまえると，笠原と木村が第Ⅰ型および第Ⅲ型（未熟）の従来診断として，同じように，反応性うつ病，心因性うつ病，神経症性うつ病，抑うつ神経症，更年期うつ病などをあげていることが肯けるようになる。第Ⅰ型と第Ⅲ型の関係は，弱力性において，同調性を共有する第Ⅰ型と第Ⅱ型の関係よりも密接だからだろう。

次にわれわれが傾聴すべき指摘をあげる。笠原がうつ病ストレス学説に批判的で，「うつ病の大半は誘因無く発症している」とし，「内因性概念を復活したい誘惑を感じる」，「全くの心因によるうつ病はごくまれ」と述べていることである［8］。笠原は，「第Ⅰ型を内因性うつ病とみるかどうかについては議論がわかれる」［65］としながらも，「広く寛容される内因性うつ病と相覆うのは第Ⅰ型の大半と第Ⅱ型の全部であろう」［65］と考える。

そもそも内因とは植物学の用語であったらしい。種（≃遺伝子）と土壌（≃環境）の関係を，Möbius PJ（1893）が精神疾患の発症に当てはめて理解しようとしたのがはじめである。したがって，遺伝率の高さから考えれば，むしろ双極性うつ病こそが本来の内因性うつ病である。では，第Ⅰ型はどうであろうか。

後年の論文「軽症うつ病について」（2003）において，「軽症内因性うつ病では，潜行的なストレス状況，あるいはひそかな過度の熱心，やむをえない義務的な努力などがかなりの期間先行し……心理的疲労，心理的エネルギー水準の低下が生じ，軽微な引き金によって（しばしば引き金なしにも）……不安・うつ状態が発する」［175］とある。つまり，さまざまな場面で，メランコリー親和型者は疲弊へと追い込まれるであろうが，発症に至るには，プラスアルファが必要だという立場である。引き金がない場合，この突然性を生み出しているのが内因である。そして臨床では，この疲弊状態を早まって軽症のうつ病と診断している場合がある。

さらに，第Ⅰ型が静養と抗うつ薬により良好に回復すること，症状がしば

しば内因性うつ病の特徴（日内変動，早朝覚醒，体重の激減，希死念慮，重篤性など）をもつことも，第Ⅰ型には内因性の場合が多いことを予測させる。

　はたして，この内因は，病前性格と通底するものなのか，独立しているものなのかが未解決である。ちなみに飯田真[2]は，メランコリー親和型と循環気質は共通の遺伝的素質から生まれ，環境の影響で異なった性格へと分化してゆく可能性に言及している。

　続いて疑問をあげると，不思議なことにわれわれは，第Ⅰ型を内因性うつ病の代表とし，第Ⅱ型を除外して理解していること気づくことがある。これはなぜだろうか。

　双極性障害の概念が広く共有され，うつ病の経過に軽躁病が現れるとそれをもって双極性障害と診断し，"内因性うつ病"から切り離して考えることに慣れてきたことが大きいと思う。つまり双極性うつ病は原義では内因性であるにもかかわらず，"内因性うつ病"とは異なる内因をもつとして区別されるようになったのである。

　メランコリー親和型者がその気分比に応じて表す軽躁病を，笠原・木村分類のように第Ⅰ型のままに分類すべきなのか，それとも双極性障害あるいは双極スペクトラムとして理解し第Ⅱ型に移すべきなのか。とりあえずは，治療の指針としてどちらがより有用なのかが問われるべきであろう。

　蛇足ながら，種々のストレス（分離，フットショック，拘束，水浸など）を動物に与えて作っているのは，笠原が批判する"うつ病ストレス仮説"に偏った動物モデルに他ならない。実は内因性うつ病の動物モデルはまだできていないのである。学習性無力モデルはかろうじて情況因を作り出せるかもしれないが，ストレスの与え方によってはPTSDの心因モデルに近づく。

　一方，かつてはレゼルピンを，最近であればインターフェロンやBCGを投与して動物に抑うつ状態を作り，そのときの脳内変化を調べる研究は，外因性うつ病のモデルを用いていることになる。敢えて生物学的研究を弁護すると，それぞれのモデル研究は，うつ病の最終共通病態 final common pathway を求めた試みであり，動物では再現が困難な内因性うつ病の解明（部分

的であれ）を目指しているのである。

おわりに

　笠原嘉臨床論集に収載された9編の論文を読むと，うつ病の問題は笠原によっておおかた語り尽くされていたことがわかる。論文に繰り返し目を凝らすと，さまざまな臨床的な疑問に対する著者の鋭利な答えが浮き上がってくる。笠原嘉臨床論集は珠玉のアフォリズムに満ちあふれている。読者には明澄な視線と霊妙な臨床の技法をぜひ味読していただきたい。しかも読者に語りかけるような巧みな筆致は，読み手をして，未解決の問いはみなが答えよ，と言われているような気にさせる。時代や社会の変化とともに変わるものは何か，変わらないものは何か。本書を手にする者は，笠原の論考の跡を辿り，彼からの知の果たし状を受けて立たねばならない。

　かつて生物学的研究の前に，精神病理学の説明は挫折したかのようにみえた時期があった。もっともこれは，器質変化が暴かれつつある統合失調症においてより顕著であったように思う。笠原も，「DSMが作成されて気勢をそがれた」［127］と回顧する。ところが，DSMが米国の精神科医の臨床力を落としたと，その制作に関わったAndreasen NC自らが嘆いたように[1]，米国は惨憺たる被害に見舞われた。こうした被害がわが国で軽く済んだのは，笠原の精神病理学がDSMへの反定立としてあったからではなかろうか。笠原嘉臨床論集は，このことの証である。

注

〔注1〕　笠原嘉『うつ病臨床のエッセンス——笠原嘉臨床論集』みすず書房，2009年8月20日発行。

〔注2〕　人口に膾炙している"うつ病"は，実は明確な概念や定義を欠いた用語である。内因性うつ病に限って用いるべきだ，という主張があることは知っている。一方で，neurotic depression, reactive depression, atypical depressionなど，非内因性のうつ状態を指してもちいられるdepressionも慣習的に"うつ病"と訳出されてきた。笠原

はどうかというと,"軽症うつ病"では,内因性うつ病を指して用いている.しかし"若年者のうつ病"や"葛藤反応型うつ病"などのように,広い概念で用いている場面もある.本章で筆者は,この depression にうつ病という用語をあてる.

〔注3〕 [ ]内の数字は,『うつ病臨床のエッセンス』(第1版)のページを示す(以下同様).

〔注4〕 日本うつ病学会は,2012年に大うつ病の治療ガイドラインを発表した.軽症の大うつ病に対する抗うつ薬の効果と副作用とを検討した結果,抗うつ薬の有用性そのものは否定できないが,見過ごせない副作用もあり,安易な薬物療法は避けるという姿勢が優先されるべき,という結論に至っている.

文　献

(1) Andreasen NC：DSM and the Death of Phenomenology in America：An Example of Unintended Consequences. Schizophrenia Bulletin 33：108-112, 2007.

(2) 飯田真：メランコリー型の発達史論——うつ病双生児の不一致症例.飯田真編,躁うつ病の精神病理 3. pp1-19,弘文堂,1979.

(3) 神庭重信：下田執着気質の現代的解釈.九州神経精神医学 52：79-88,2006.(本書第1章)

(4) 神庭重信：うつ病の文化・生物学的構成.神庭重信・黒木俊秀編：現代うつ病の臨床——その多様な病態と自在な対処法.創元社,2009.(本書第3章)

(5) 笠原嘉ほか：昨今の抑うつ神経症について.精神医学 13：1139-1145,1971.

(6) 笠原嘉・木村敏：うつ状態の臨床的分類に関する研究.精神経誌 77 (10)：715-735,1975.

(7) 川上憲人・大野裕・宇田英典ほか：地域住民における心の健康問題と対策基盤の実態に関する研究 3——地区の総合解析結果.平成14年度厚生労働科学研究費補助金(厚生労働科学特別研究事業)心の健康問題と対策基盤の実態に関する研究　分担研究報告書,2003.

(8) Kirsch I, et al.：Initial severity and antidepressant benefits：a meta-analysis of data submitted to the Food and Drug Administration. PLos Medicine 5：e45, 2008.

資料　うつ状態分類表 （笠原・木村分類）

類型	病像	亜型	病前性格
Ⅰ型	精神症状と身体症状の双方を具備する典型的うつ病像。しばしばその病状は網羅的で，かつ多くの例において画一的である	Ⅰ-1：単相うつ病，しばしば軽症 Ⅰ-2：軽躁（あるいはうつ）の混入 Ⅰ-3：持続的葛藤の二次的な露呈 Ⅰ-4：非定型精神病像の混入	メランコリー親和型性格（テレンバッハ），執着性格（下田，平沢）
Ⅱ型	Ⅰ型に準じるが，個別症状をⅠ型ほど網羅的にもたず，画一性にもとぼしい	Ⅱ-1：躁とうつの規則的反復 Ⅱ-2：主としてうつ病相のみの反復 Ⅱ-3：主として躁病相のみの反復 Ⅱ-4：非定型精神病像の混入 　　　躁うつ混合状態あり	循環性格（クレチマー）
Ⅲ型	Ⅰ型のように一連の症状を完備せず。ときに依存性，誇張性大。その他の神経症症状併存。自責傾向少なし。多責的傾向あり	Ⅲ-1：神経症レベルにとどまるもの Ⅲ-2：一過的に精神病レベルにおちこむもの	未熟 秩序愛ならびに他者への配慮性少なし
Ⅳ型	うつ病像の非典型性，アクティング・アウト，自己アイデンティティ拡散，無気力がめだつ。躁病相もありうる。ただし，躁もうつも病相の長さは短い。（いわゆる境界例にあたるもの多し）	Ⅳ-1：うつ病像のみ Ⅳ-2：躁病像をも併せもつもの	分裂質
Ⅴ型	悲哀体験への反応としてのうつ状態	Ⅴ-1：正常悲哀反応 Ⅴ-2：異常悲哀反応 Ⅴ-3：精神病レベルの症状の混入	特徴なし
Ⅵ型	その他のうつ状態。症状の非典型性，多様性。他種の症状の併存	Ⅵ-1：明白な身体的基盤をもったうつ状態（症候性，医薬原性など） Ⅵ-2：老年性変化が基盤に推定されるもの Ⅵ-3：若年のうつ状態 Ⅵ-4：その他	

＊笠原『うつ病臨床のエッセンス』pp20-22 より。

発病状況	治療への反応	経　　過	年　　齢	体　　型
特有の状況変化頻度たかし（転勤，昇任，家族成員の移動，身体疾患への罹患，負担の急激な増加ないし軽減，出産，居住地の移動と改変，愛着する事物あるいは財産の喪失など）	治療意欲たかし抗うつ剤によく反応，ときにニューロレプチカの併用を要す。精神療法は支持的療法で十分	概して良好。ふつう一定の時間（3カ月から6カ月が多い）を要して治癒反復傾向はⅡ型より少ない亜型Ⅰ-3は遷延すること多し	中年から初老期に多し。ただし20代，30代にもまれならず。10代にもありうる	どちらかというと細長型
Ⅰ型ほど明白でない場合多し，生物学的条件の関与少なからず（季節，月経，出産等）	抗うつ剤への反応はⅠ型ほどよくない	概して良好であるが，反復傾向はⅠ型より高い	初発は若年期に比較的多く，晩発は少ない	肥満型多し
過大な負担，性格的弱点にふれるような困難，対人葛藤，成熟危機	抗うつ剤ほとんど無効。本格的な精神療法を要す	慢性化遷延化の傾向つよし	二つあり，一つは10代後半から20代，いま一つは40代，50代	特徴なし
個別化の危機（恋愛，性愛体験，宗教的体験，孤立，自立，旅行，受験等）	抗うつ剤による根本的改善なし。精神療法もしばしば困難	早晩分裂病性症状を発現する	青春期後期	細長型多し
悲哀体験	抗うつ剤無効	一過性，ただしⅤ-2は遷延多し	特徴なし	特徴なし

「病前性格-発病状況-病像-経過」をセットとするこの分類の視点からは把えられないうつ状態をまとめたもの

うつ状態分類表（笠原・木村分類）　※つづき

類型＼項目	生活史	家庭像	仮　称	従来の診断名との関係
Ⅰ型	発病前の社会適応良好，仮面うつ病的な身体的違和をもつこと多し	原則として病者自身が家庭内での精神的・経済的主柱であること多し。伝統志向的な家庭	メランコリー性格型うつ病，あるいは性格（反応）型うつ病	内因うつ病 軽症うつ病 反応性うつ病 心因性うつ病 神経症性うつ病 抑うつ神経症 更年期（退行期）うつ病 非定型精神病
Ⅱ型	インターバルにおいての社会適応はⅠ型ほど十分ならず	家庭内に権威的もしくは庇護的人物をもつ。大家族構成多し。伝統志向のつよい家族	循環型うつ病	躁うつ病 内因性うつ病 循環病 循環性うつ病 非定型精神病
Ⅲ型	すでにうつ病発病前から神経症症状もしくは性格神経症的傾向を示す	特徴なし	葛藤反応型うつ病	神経症性うつ病 抑うつ神経症 反応性うつ病 心因性うつ病 心因反応 更年期（退行期）うつ病 Claiming depression Hysterodepression
Ⅳ型	少年期，青春期前期において「模範児童」的。自己アイデンティティをめぐる困難前駆すること多し	分裂病の家族研究として知られる特徴を示す場合多し	偽循環病型分裂病	神経症性うつ病 無気力反応 Student apathy 境界型分裂病 慢性軽症分裂病 分裂質
Ⅴ型	特徴なし	特徴なし	悲哀反応	神経症性うつ病 抑うつ神経症 反応性うつ病 心因性うつ病 心因反応
Ⅵ型			その他のうつ状態	症候性うつ病 医薬原性うつ病 老年うつ病 脳動脈硬化性うつ病 若年うつ病 Ictal depression

第**7**章

精神科診断のための面接とうつ病の初期面接

I 精神科診断のための面接

1 診断面接とは

　ある小説を読んでいたとき,「包帯を巻けないのなら,相手の傷に触ってはいけない」というくだりが目に飛び込んできた。ちょうどこの原稿の構想を練っていたときであったからであろう。この言葉が強く心に響いた。日常ごくあたりまえのように行っている精神科の診断面接も, 言ってみれば相手の傷に触ることであり, 余計な苦痛を与えかねない行為である。土居健郎は,「精神病者と話す医者の気持ちの中に, 見せ物をみる観客と同じような心理が働かなかったと言ったら嘘になるであろう。それは互いに相手を観るという面接からは程遠いものであったのである」[(2)]として, 精神科医療に携わる者の心に宿る, 否定できない性向と, それゆえに診断面接が興味本位の身勝手な行為となりかねない危うさとを暴露することに躊躇がない。精神疾患に強い関心をもたないならば, 十分な医療はできないであろう。しかし, 主治医の面接は治療を前提として正当化されるのであり, 病をカテゴリーに分類するだけの知的ゲームで終わってはならない。

表1　精神科面接の三つの目的

1. 診断
2. 文脈の謎解きとフォーミュレーション
3. 治療的関与

「一人の患者について必要なことを知り尽くそうとする終わりの無い努力……，患者がどのような素質を持ち，どのような生活経験を積んで，どのような性格傾向を有し，現在どのような問題にどんな取り組み方をし，周囲が彼とどんなかかわりを持っているか，そして彼の罹患した疾患がいかなる性状のもので，彼にどんな時にどんな影響を及ぼしているかをできる限り詳細に，生き生きと具体的に，時間の経過を追って確かめてゆくことが必要であると言えよう。」

以上が山下格の言葉である[15]。すべてが言い尽くされている至言，と言うべきであろう。あらゆる「判断」がそうであるように，正確な診断も情報量とその質に依拠している。面接とは，患者を知り尽くそうとする行為である。どれだけの情報を引き出せるかが，正しい診断と，患者の訴えの発生的理解，すなわち「患者のストーリーを読む」うえで何よりも重要なのである。

「相手を知り尽くす」ための手段には，対話・観察・第三者情報がある。患者の「語り」を導き，対話を促すモーメントとなるのは，患者への関心と関与の姿勢である。この姿勢はまた，患者が面接に求める治療的介入を並行して行うことにほかならず，診断面接を成功に導くきわめて重要な鍵である。すなわち，①治療的関係を樹立し，②生物学的・心理学的・社会学的に主体として存在する患者の姿を明らかにし，③「人の病」[10]を，診断と文脈とから構成され，治療に直結する言語的情報に造形（フォーミュレーション）することである（表1）。

2　診断面接を上手に進めるには

Osler Wは，「医学は不確実の科学であり，推測の芸術である」と言い残している[12]。科学技術の水準がわれわれの想像の射程を超える時代に至ろうとも，ここに言い表された医学の本質は変わらないだろう[注1]。しかも精神科

面接以上にOslerの箴言がふさわしい医療行為もないのではなかろうか。

　精神科の医療は密室で行われることが多く，その結果の是非判定が不明確なため，得てして独りよがりの医療へと流されやすい。初心者は，経験豊かな医師の診療に数多く立ち会い，模倣し（ときとして反面教師として）取り入れるべきである。ひと通りの面接ができるようになってからも，指導医に自分の面接に同席してもらい，指導を受けるのがよい。

　歴史に名を残した優れた臨床医の著作や箴言を座右の書や銘とするのもよいだろう。患者をみずに本だけで勉強するのは，まったく航海に出ないに等しいと言えるが，半面，本を読まずに疾病の現象を学ぶのは，海図をもたずに航海するに等しいからである[4]。精神科面接の技法について書かれた本は数多くある。ここでは，それらの本を通底する要点を，筆者なりの言葉で概説するに留めておく。

(1) 最初の接触に成功すること

　では，どうすれば診断面接をうまく進め，正しく十分な量の情報を集められるのだろうか。

　面接技法について調査した研究によれば，面接者が備えるべき重要な要素として，あたたかさ，礼節，感受性の三つが抽出されている（表2）。

　患者は医師を値踏みしているのである。面接をうまく漕ぎ出すためには，最初の接触が鍵を握る。患者は一人一人異なる目的をもって面接を受けに来ている。彼らは，その目的がかなえられるかどうかに敏感である。診察室に初めて足を踏み入れるとき，医師の表情や態度から，医師が自分に関心を寄せているかどうかを，受診目的を果たしてくれる頼れる相手かどうかを，患者は不安を抱きながら，探ろうとするだろう。私は診察室を出て，待合室へ患者を迎えに出ることにしているが，これは単なる礼儀としてだけではなく，待合室での患者の様子，患者と家族の心理的な関係を観察するためでもあり，さらには患者への関心を伝える行為でもあるからだ（150頁に詳細を記述）。

　面接は二人の間で行われる営為である。自分の願いがかなえられている，

表2　面接を成功に導く三つの要素
1. あたたかさ
2. 礼節
3. 感受性

と思わなければ医師への信頼は生まれないだろうし，医師への信頼が生まれなければ十分な情報を語ってくれないだろう。たとえ診断を左右するような重要な秘密をもっていても打ち明けることは決してないだろう。

　精神科を訪れる患者は，恥を強く感じていることが多い，自分がどう判断されるか，劣った人と判断されるのではないか，との懸念を抱きがちである。

　吉松和哉は，「医師はありがたい助け舟であると同時に，生殺与奪の権を握る邪悪性を秘めた"両義的"意味を持つ存在である」と，医師が日常意識することが少ない重要な事実を指摘している[16]。短絡的に相手の行為に判断を加えたり，ましてや批判的な意見を述べたりすることは控えなければならない。つらい，あるいは恥ずかしい事実を話してもらうときには，その質問をする理由をわかりやすく説明しつつ，患者が苦痛を伴う話をしているときには，相手の気持ちを支える言葉をかけ，話しやすい心理的な場を作る。相手が応じてくれるならば，「あなたの抱えている問題はよくあることで，決して変なことでも恥ずかしいことでもありません」と相手の気持ちを和らげる配慮も必要である。それは病識を欠いている，あるいは意思に反して受診させられた患者とて区別はできない。むしろ意外なほどこちらの態度に敏感かもしれない。

(2) 患者が話したいこと，医師が聞きたいこと

　患者が話したいことと，医師が聞きたいことは，ときに食い違う。しかし「物語」の主人公は患者であり，物語を読めるかどうかは，患者が自分を語り始めるかどうかにかかっている。

　調査報告によれば，患者が十分自分の話したいことを話せたと感じた率は23％にすぎず，医師は平均で18秒後に患者の話をさえぎっている[1]。これでは，重要な臨床情報を手に入れるチャンスを失うだろう。少なくとも面接のはじめ，せめて3分間，医師は聞き手に徹し，患者が自由に話せる機会を与

えるのがよい[4]。

医師には相手の話に聞き入りつつ「物語」を読み解いていく技が求められているのである。

(3) 不確かさのなかにいつづける

優れた判断を行うには，安易にわかろうとしないこと，すなわち不確かさのなかにいつづけられることが必要である。これを土居[2]は「患者の話を聞く際に，先入観を抱くな，結論を早く出すな，話の自然の流れに沿って，新しい話題が出る毎に驚きを感ずる程でなければならない」とのFreudの言葉を引用して説明する。相手の話のわからないところがみえて，間隙が埋まり，やがて「患者の物語（ストーリー）」が読めてくるまで待たねばならないのである。自分の診断・文脈仮説に無理やり相手を合わせようとして，気づかずに相手を誘導していることや，重要な話をうっかりと聞き漏らすことはよく起こる錯誤である。

患者も，医師に嫌われまいとして，つい医師が好む答えをしてしまうかもしれない。私たちは，「こうあってほしい。こうに違いない」という情報だけを聞こうとし，みようとしがちである（Russell B）。

交通事故で一人息子を失った母親が，体重減少を伴う極度の食欲低下を特徴とした抑うつ症状を主訴として受診したとき，あまりに当然のように思われる文脈の陰に，潜在していた夫婦関係が事故を契機として悪化した可能性や胃がんがたまたま併発している可能性を，疑うことなく放棄してはならない。

(4) 言葉は近似表現である

言葉は医師の最大の武器であり，いかなる処方にも先立つものである。

言葉をもって真実を伝えたいと思っても，言葉は本当に伝えたいことの近似的表現にすぎない。発話傾向には，はなはだしい個人差があり，翻訳の不確定性（Quine WVO）にも言語のもつ限界が示されている。このことは，文字

通り外国語の翻訳だけではなく,サブカルチャー間のコミュニケーションにもあてはまる。相手が伝えようとしている事柄を慎重に確かめながら聞くこと,先入観・思い込み・自分の考えや気持ちの投影に惑わされないことが大切である。

逆に医師が使う言葉が,侮辱となって相手を傷つけてしまわないとも限らない。言葉は,薬物と同じように,患者を癒すだけでなく傷つけることもある両刃の剣でもある。

(5) 言葉を補完するコミュニケーション

この不完全な「言葉」によるコミュニケーションを補完し,ときとして言葉以上に重い意味をもつのが,非言語的なコミュニケーションである。精神科面接の天才として今も語り継がれている Sullivan HS は,何よりも非言語的情報を重視したことで知られる。彼は,すべての観察という行為に要求される「アンテナ感覚」を重視する。

言語情報では,矛盾したことを言うとき,予想外の答えを返してきたりその答えすら回避したりするとき,話題を変えたとき,などに文脈的なキューがある。また,言葉に添えられる感情を観察するならば,話の速度や声の調子が変わるとき,言い間違うとき,言葉と表情・態度が一致していないときにそれは現れる。この瞬間に「おや」と感じること。

表3にあるように,会話＞手振り・表情＞体の姿勢＞自律神経の順に,意識の支配は及ばなくなり,無意識的な,隠せない情動が現れる。恥ずかしさのあまり赤面したり,緊張して手に汗をかいたりする変化は,随意的には制御できない。姿勢では,前かがみの姿勢は落胆やうつ状態の,腕を組む・後ろに寄り掛かる姿勢は防御や懐疑的な気持ちの現れかもしれない。前に迫り出す動作は注意を向けていたり興奮の現れとして観察される。手振りと顔の表現は,ある程度意識的動作として作られることもあるが,うつ病,統合失調症,パーキンソン症候群では診断の手がかりとなる。

表3　随意的な修飾が働きにくい変化

1．自律神経
2．体の姿勢
3．手振りと顔の表現
4．会話

＊1から4になるにつれて随意的に修飾しやすくなる。

(6) 医師-患者関係の基本を伝える

　医学の知識・経験は言うに及ばず，医師と患者の立場は基本的に対等ではない[16]。患者は医師のホームグラウンドに来ているアウェイの立場に置かれている。どのようにあたたかく迎えられようとも，身が縮まるような気持ちを客が完全には払拭できないことを思えば，患者の立場がよくわかるはずである。しかも医師のホームグラウンドは，近代的な医療機器に満ち，その外観は巨大な摩天楼のような威圧感をさえ与えている[16]。

　信頼と優しさ，適度な礼節，相手の立場を理解する感受性と共感，これらをもって築かれるプロフェッショナルな治療同盟は，精神科に限らず，すべての医療において最も重要な基本である（表4）。と同時に，「関与しつつの観察」[13]，すなわち，共感と傾聴とともに，適切な距離をとり，患者の心の動きを冷めた目で観察することを忘れてはならない。この「距離をおいた関心」は，客観性と共感，冷静さと思いやりの間の一種の柔軟なバランスの上にできる。

　う歯の治療のように，患者の抱える問題が，治療椅子に座っていれば解決する，あるいは風邪の治療のように薬さえ適切に出してもらえれば治る，骨折のようにギプスを巻いてくれさえすれば治る。これが医師の役割であり医療であると思っている患者は少なくない[注2]。

　治療関係を築くということは，医師が医療面や感情面で全責任を背負うということと同義ではない。医師がすべてを管理しているようにみえる手術においてさえ，「患者が自分自身を直すために外科医の手技を必要としているにすぎない」のかもしれない[5]。医師とは患者が治るのを支援するための存

表4 医師-患者関係の基本要素

1. 支援
2. 関心と理解
3. 尊敬
4. 共感

在,ということを患者や家族が理解することが大切である。精神疾患を含め多くの慢性疾患は,医師と患者の共同作業としての治療を進めていくことが不可欠であり,医師-患者同盟なくして面接も治療もうまくは進まない。

(7) 患者に好意をもてないとき

患者は医師に対して,嫌悪・軽蔑・拒否の感情を向けやすい。患者は,ときに乱暴で攻撃的であったり,尊大であったり,緘黙であったり,ふてくされていたり,依存的であったり,心気的でくどくど訴えたりする。医師は自然と,患者が好きになれない,と感じるだろう。そのようなとき,なぜ自分がその患者を好きになれないのか,相手のどこが負の感情を呼び起こすのか,と考えることが大切である。

患者の態度が,不機嫌な躁病,易怒的なうつ病,統合失調症のひねくれ,発達障害の無遠慮など,精神病理の現れであるならば,医師はプロフェッショナルとして,相手に対して共感をもって接することができるだろう。あるいは,医師自身が抱えている葛藤が原因で相手の態度を好ましく感じられないのかもしれない。アルコール依存症の父親をもち,自らが苛酷な幼少時期を経験して育った医師は,アルコール依存症の患者の「否認」を,障害の症状として理解はしても,個人的感情として嫌悪の対象とし,言動の端々に無意識にその感情が現れ,それゆえに非治療的な関係に陥ってしまうかもしれない。

それでもなお,苦しんでいる一人の人間としてとらえること,それが尊敬である[2]。

(8) 自ら診療を求めていないとき

診療を受けたくないと思っているとき,自分のプライバシーを話すことに抵抗の強いとき,患者からの情報は正確でないことが多い。被害的な患者は,

自分に向けられる批判やプライバシーの侵害，あるいは医師の「人を傷つけるような言動」など，自分に不利益をもたらす可能性にきわめて敏感である。

　被害的な統合失調症の患者を前にした医師の姿として，吉松は，「自分が患者に対して害を与える存在ではないこと，少しでも患者の助けになりたいと望んでいる存在であることを示す。このメッセージが患者に届けば，医師と患者の最初の出会いはまず成功したと考えてよかろう」と述べ[16]，いきなり精神症状を聞きだそうとせず，無害で刺激の少ない身体の容態を尋ねることから面接を始めることを勧める。

(9) 患者が医師と親密なとき，医師に影響力をもつとき

　親密さは，ときに面接者の視野を曇らせる。Sullivanが言い残しているように，いかなる治療関係においても，冷めた理性的な判断を欠いてはならない[13]。患者が自分に影響力をもつ人であったり，著名人であったりすると，特別扱いなど本来しない判断や行動を取りがちである。あるいは特別親密な関係にあると，強い同情や憐憫の気持ちに流され，判断を見間違うことがある。

　これらの気持ちが患者に不利益をもたらす可能性があることをあらかじめ伝えておく。

　医師は，患者に対する気持ちをつねに判断し，冷静に修正する必要がある。それが十分にできないと思われるときは，主治医を替わるのがよいかもしれない。

3　面接と診断のプロセス──精神疾患を診断する──

(1) 医学モデルにおける診断の検証

　医学モデルにおける完全な診断とは，原因が疾患を生み，臨床症状へとつながる因果の連鎖から成る仮説を立てることである。しかもそれは，あらゆる観察と既知の事実とに照らして，最も確かな仮説であることが求められる。

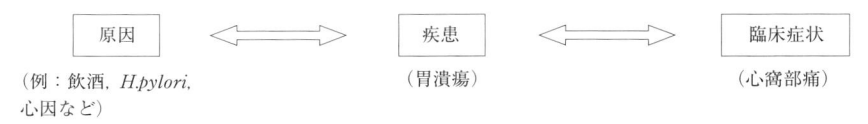

```
   ┌─────────┐    ⇔    ┌─────────┐    ⇔    ┌─────────┐
   │  原因   │         │  疾患   │         │ 臨床症状 │
   └─────────┘         └─────────┘         └─────────┘
(例：飲酒, H.pylori,     (胃潰瘍)              (心窩部痛)
 心因など)
```

図1　臨床症状の形成と診断のプロセス——身体疾患モデルの場合——

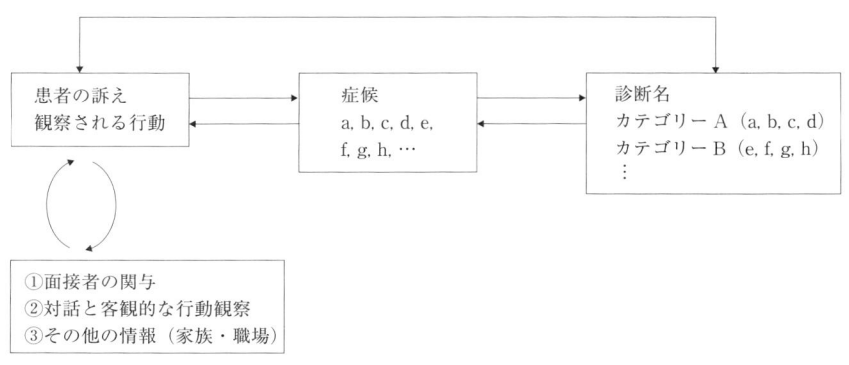

```
  ┌──────────────┐    ┌──────────┐    ┌──────────────────┐
  │ 患者の訴え   │ →  │  症候    │ ←  │  診断名          │
  │ 観察される行動│    │a, b, c, d, e,│   │カテゴリーA (a, b, c, d)│
  └──────────────┘    │f, g, h, …│    │カテゴリーB (e, f, g, h)│
        ↕             └──────────┘    │     ⋮            │
  ┌──────────────┐                    └──────────────────┘
  │①面接者の関与 │
  │②対話と客観的な行動観察│
  │③その他の情報（家族・職場）│
  └──────────────┘
```

図2　診断と検証のプロセス

　実際には，疾患から同定される臨床症状を手がかりとして，疾患を探し当て，次に原因を突き止めるという遡及的な作業を行う。そして，逆に推定される原因が疾患を説明し得るか，疾患が臨床症状を説明できるかを照合する。

　診断は，原因―疾患―症状の間を相互回帰するプロセスによって行われる（図1）。

　すなわち理想の診断とは，①症状（主訴）をとらえる，②疾患とその原因についての仮説を設定する，③鑑別診断（対立仮説）をあげる，④反証を含みつつ仮説を検証する（診断検査），以上の①→④のステップを行きつ戻りつする動的な作業（反復プロセス）であり，データの収集・解析・統合的解釈を並行して処理する作業である。

(2) 精神疾患における診断

　DSMやICDのような精神疾患の診断基準は，他覚的症状と主観に任される症状とから構成されている。実際にはほとんどのカテゴリーが主観的な訴

えに基づく症候をもって確定される。

精神科の診断とは，症状を症候に置き換える作業にほかならない（図2）。

例をあげると，「自分の悪口を言う声が四六時中聞こえる」という訴えを，幻聴という症候に置き換える作業である。

この症候がクラスターとなって精神疾患の診断が構築されている。患者が体験をどのように訴えるかは，患者のメタサイコロジカルな能力，それを適切に言葉に置き換えて伝える言語能力に負うところが大きい。

この能力は患者によってまちまちであるので，相手に応じて体験を上手に聞きだす工夫が求められる。

精神疾患では，原因を明証することができないので，あくまでも推定上の原因から症候の発生までを読み解こうとする反復プロセスが精神疾患の診断を完成させる。

(3) コア・アセスメントとフォーミュレーション

精神科診断の第一段階であるコア・アセスメントでは，まず診断に必須の情報と「患者のストーリーの梗概を読む」うえで欠かせない情報を集める。集められた情報から，もっともあてはまる診断とその鑑別診断を思い浮かべる。

患者が治療を必要としている症状のなかで，鑑別診断上最も重要なものを見分ける。その手がかりが主訴であり，主訴の成立までの過程を明確にすることで，受診の動機や目的についての理解が得られる。主訴は受診理由と診断の初期仮説を導く鍵となる。受診理由は現病歴に，現病歴は既往歴を含みながら生活歴に，生活歴は家族歴へと関連し，行きつ戻りつする[1]。現病歴→生活歴→家族歴→精神的現在症と，順序よく整然と面接を進めようとすると，重要な情報が欠落してしまうことがある。

主訴と主症状とは違うことがある。診断において重要なのは主症状である。例えば，大うつ病の患者が不眠を主訴として受診したとする。しかし主症状の「抑うつ気分」あるいは「興味・関心の喪失」を抽出できないならば，正

しい診断には至れない。と同時に、診断を終了する前に、その患者にとって、なぜ「不眠」が主訴であったのかを理解しておく必要がある。患者はうつ病と診断され、周囲に知られることを嫌っているのかもしれない。あるいはただ不眠を最もつらく感じているだけなのかもしれない。

　操作的診断では、系統的に症状の有無をチェックする構造化面接を行い、結果をアルゴリズム処理することで診断に到達する。しかし、多忙な臨床現場ではこの方法は実際的ではない。経験則や心理的近道によって典型的パターンとのマッチングを行うのが一般的である（heuristic diagnosis）。数多くのパターン（典型的，非典型的）を頭に入れ、正しい診断に接近し、鑑別診断を絞り込んで、診断基準を満たしているかどうかを確認する、という作業である。正しい診断に到達する確率は、パターンとその対立仮説（鑑別診断）をどれだけ多く思い浮かべられるかに依存している。

　診断カテゴリーを確定しつつ、詳細な病歴（服薬・嗜好品を含む），生育歴，家族歴，検査結果などを参照し、「患者のストーリー（個人史を含む）を読み解く」プロセスへと進む（156頁参照）。コア・アセスメントで大切なことは、情報の切れ端を拾い忘れることなく、包括的に、重要な情報を集めることである。

　コア・アセスメントが終了したならば、治療計画を促すために文脈情報をフォーミュレーションする（157頁参照）。さらに病歴が長い場合には、ライフチャートを作成すると全体像を見失わないですむ。

(4) 面接の終わりは

　症状についての説明と治療方針そして予想される経過を伝える。前述したごとく、患者の問題のすべてを引き受け解決することが不可能であり、患者が自ら選び取らなければならない選択がある以上、「齟齬を生じることの多いあうんの了解」を捨て、「言葉を伴った心くばり」をもって、医師‐患者関係を樹立する必要がある[16]。

　昨今、楽観的な見通しを伝え、それを共有する「儀式化した楽観主義」は

倦厭される流れにある。結果が「見立て」よりも悪くなった場合に,「見立て違い（誤診）」と見なされることを心配するあまりに,「見立て」以上に厳しい見通しを伝える傾向があるのではなかろうか。しかし，医学は本来不確実性を内包しているものである。まして精神疾患を前にしてではどのような予想も十分な根拠をもって立て得ない。悲観的な予後を伝えることで病状が悪化すること，あるいは患者を自殺へと追い込むこともある，ということはつねに頭に置いておかなければならない。むろん楽観的すぎる見通しを伝える結果，患者が時期尚早の社会復帰や服薬中断を試みてしまい，病状が悪化するようなことは避けなければならない。医師はバランスのとれた事実の伝え方に習熟しなければならないのである。

そして，面接は，つねに患者の質問による時間をもって終わるのがよい。患者は医師への質問や要求を遠慮しがちである。

II　うつ病の初期面接

はじめに

初めての患者との出会いはいつも混沌としている。患者は，自分に何が起こっているのかを精神医学的には理解していない。しかも，診療のためにどのような情報を医者が必要としているのかを知らない。医者は，患者がどのような人で，どのような経験をして，どのような症状を抱え，何を求めているのかを聞き出していかなければならない。診断面接とは，「病者の語り」を精神医学の平面に映し出し，それを読み解きつつ，問い，語りかけることである。

本節では，症例をあげて，「うつ病の初期面接」の進め方を紹介する。

なお，精神科面接の基本については，わが国に多くの名著があり，筆者も

かつて他書にてまとめたことがある（本章Ⅰ）[5]。また，薬物治療を行う際に筆者が注意していることについては他書（本書第8章の2）[7]にて紹介した。ここでは重複を省いて，うつ病の初期面接で，筆者が特別に配慮していることをまとめる。

1　「先生は話を聞いてくれますか」と訴えたうつ病の患者

知人の内科医から紹介されてきた患者は，30歳になる某銀行のベテラン女性行員（Aさん）であった。彼女は，何ヵ所もの内科や心療内科を受診したが適切な治療を受けることができなかった。最後に受診した内科医がうつ病を疑ったため，筆者の外来に紹介されてきたのである。

Aさんは一人で，ぼんやりと待合の椅子に座っていた。名前を呼ぶと，こちらへ顔を向け視線を合わせた。そして緊張した面持ちではあったがしっかりとした足取りで入室した。

筆者は診察室を出て待合室まで患者を迎えに行くことにしている。待合室での表情や姿勢を一瞥するだけでも得られる情報は意外に多い。診察室では，緊張するためか，自分をわかってもらおうとして無理をするためか，普段の様子と違ってみえてしまうことがある。逆に診察室での訴えが多くても，新聞や本を広げて読んで待っていれば，調子はそれほど悪くないのかな，と思う。

同伴者がいる場合，空席があるのに離れて座っているのをみれば，二人の間に心理的距離があるのではないかと疑う。また家族の誰が同伴しているかにより，家族内の関係を推察することができる。一般に時間が自由になりやすい女性家族のことが多いが，ときに男性の家族が同伴することがある。このときにはあえてその理由を尋ねることにしている。母や妻と仲が悪いのか，彼らの具合が悪いのか，父権の強い家庭なのか。なんらかの理由があること

が多い。

　家族の無理解，叱咤激励または過保護，上司の過干渉または拒絶的な態度は，回復を阻害する因子となり得る。そうでなくても，家族の誰かがうつ病になると，とかく家族関係に隠れていたひびが露呈しやすい。家族の理解と協力という強力な治療の武器を手に入れるためには，家族との面接の機会をもつことが大切である。ちなみに筆者はできる限り家族にも面接に同席してもらうようにしている。長期にわたる難治性のうつ病ならばなおさらである。

　患者が椅子から立ち上がり，診察室へ向かって歩いてくる際に，全身の身なりと体型を観察する。診察室で座っているときよりも体型がよくわかる。小柄でやせている場合には，拒食症や身体疾患が気になる。逆に太っているならば，過食，代謝・内分泌疾患，服用している薬物の副作用を疑う。顔色が悪く，少しむくんだような太り方をしているならば，引きこもった不活発な生活が続いていたのかもしれない，と推察する。
　歩行の様子から，運動系の症状があるかないか（パーキンソニズム，小脳症状，麻痺など）を観察する。診察室で向き合ったならば，顔色，爪や唇の色，甲状腺の腫脹などを観察しておく。こうして，まず身体疾患へ注意を向ける習慣をつけておくとよい。

　挨拶ののちに「どうされたのですか」と尋ねると，彼女は「先生は話を聞いてくれますか」と切り返してきた。

　主訴が疾患の主たる症状と関連がなく，鑑別診断に直接結びつかないことも少なくない。しかし主訴は，そのときに患者が受診した理由であり，治療者に解決してほしいと最も望んでいることである。状態が改善されたときに，主訴が解決されているかどうかを確認しておく。主訴が解決されていない場合，患者はほかにも悩みを抱えているのかもしれない。あるいはこちらが併存疾患を見落としているのかもしれない。

「病気に対する心配が極度に強くなり，自分は免疫力が低下していて，菌に侵されたら死んでしまうのではないか，あるいはがんになってしまうのではないかとの考えが頭から離れなくなって，テレビの健康番組や恐いストーリーのドラマをみられなくなった」と言う。

Aさんの訴えは一見すると不安障害や多愁訴な心気症を疑わせるものである。しかし，うつ病では，強い不安に駆られた行動や，「退行」，「未成熟」，「わがまま」と映る行動が全面に表れ，裏に隠れたうつ病を見逃すことがある。いずれにしても，エピソードの急性期には，パーソナリティ障害や発達障害のような患者本来の特徴についての診断は最後まで保留する。状態が改善すると，年齢や経験相応の人柄に戻ることが少なくない。また，不安・焦躁が抗うつ薬の初回投与や増量時であれば，アクチベーション症候群を疑う。

心気的観念や罪責観念が強くなれば，それらは心気妄想，罪責妄想へと姿を変える。「菌に侵されたら……」という訴えの裏に妄想がないかと疑ってみる。うつ病の患者がよく口にする「みなに申し訳ない」という言葉の裏にも，罪責妄想が潜んでいないかを確認する。

2　鑑別診断の第一歩

患者が「話を聞いてくれますか」と切り出したのは，彼女のこれまでの受診歴から理解できた。約3ヵ月にわたって，治療施設を転々としていた患者は，頭痛への対症療法を勧められたり，心気的な訴えの多い患者として安定剤が処方されたり，神経症としてカウンセリングが紹介されたりしてきた。ある医師からは，診断・治療のためには心理テストをすべて受けてから，と言われ，次回の診察は1ヵ月先だと言われたらしい。「苦しくて，それほど先まで待っていられない」と言うと，「そのようなわがままがあなたの性格の病理なのであり，わがままを聞くことは治療的に逆効果です」とも言われていた。

第7章　精神科診断のための面接とうつ病の初期面接

「初診にかけた時間は報われる」という笠原嘉の言葉がある[9]。大切な情報を手にしなかったばかりに，的外れな治療に終始し，治療が思うように進まないことがある。

　Aさんの話は，以下に記述する職場の業務上の負担と人間関係が主な誘因であることを示唆していた。ただし，誘因が明確で了解ができる場合にも，内因や身体因・器質因が関与している可能性をただちに否定しないことが大切である。とかく人は，物語の了解性のなかで，苦しみを耐え忍ぼうとするからである。しかもその物語は患者の主観であり，"状況"の理解にとっては十分でない場合もある。また，症状が神経症レベルにあると，医師の側も心因説で納得しがちである。

　加えて，誘因は一つとは限らない。日常生活の問題（親の介護，友人や恋人との関係），借金，アルコール問題やギャンブル依存などは，尋ねないと自発的には言わないことが多い。特に，不倫，性的虐待，DV，あるいはジェンダーやセクシャリティの問題などは，信頼関係ができてからでないと語られないものである。治療の初期のうちに，「言いにくい悩みを抱えている方は少なくありません。そのようなことはありませんか。プライバシーは守ります」と聞いておく。

　患者の主観的体験を尋ねて，現病歴を聞いていくと，やがて次のようなことがわかってきた。

　平成Ｘ年４月に職場異動があり，総務部の配属となった。そこには以前より長く務めている女性行員が２名いて，彼女のことを快く思わなかったらしく，何かにつけ彼女を冷たくあしらったという。挨拶をしても無視され，聞こえよがしに悪口を言われた。何かを尋ねても，「それはもう教えたでしょう」と言われ，親切に教えてくれなかったという。終業後は，二人だけで楽しそうに帰っていく。一度として誘ってくれたことはなかった。
　職場がつらくなり，その不快感を癒すために甘いものを食べることが多く

なり，またときに衝動買いをするようになった。この期間に 100 万円近くも使ったという。8 月頃には，夜間に悪夢で目が覚め，気づいてみると動悸がしていて，しばらく眠れないことがあった。

それでも無理をして出勤を続けていたが，9 月頃になると，億劫さが強くなり，寝ても疲れがとれず朝起きづらくなった。頭に輪がはめられたような頭痛と両足の膝より下のしびれを感じるようになり，仕事に集中できなくなった。通勤時間が約 1 時間半と長かったこともあり，次第に勤めを休みがちになったという。

「何をやっても自分は駄目な人間であるかのような気がしてならない」，「考えてみれば，小さい頃から，姉に比べて運動も勉強も苦手で，しかも田舎育ちの自分には，しょせんこの職場でやっていける力はなかったのではないか」と後悔する日が続いた。

やがて病気になることに対する心配が極度に強くなり，自分は免疫力が低下していて……，云々という前述の訴えに広がっていった。

3　主疾患と併存疾患の診断を確定する

うつ病を疑ったならば，確認をかねて DSM の診断基準 9 症状を聞いていくのもよいだろう。ただし，うつ病の症状は九つしかないわけではない。DSM 診断では，うつ病と不安障害や強迫性障害などの近縁カテゴリーとを区別できるように，その診断基準に，不安，強迫などの症状を含めてはいないからである。しかし実際の患者は，不安，恐怖，パニック，強迫などの症状を抱えていることが多い。A さんの場合も，不安・心気に加えて，夜間にパニック発作らしい症状が現れている。

気分症状の質問に加えて，「どなたにもお聞きしているのですが」と前置きして，不安・強迫，思考（形式と内容），幻覚，認知機能，自我機能と病識，意識レベルは一通り確認する。これにより，併存疾患の大きな見落としを防ぐことができる。

うつ病の診断を下すときには，必ず双極性障害の可能性を評価する。Aさんは，衝動買いの時期があったので，うつ病でみられる衝動性の亢進と軽躁病エピソードとの鑑別が必要であった。これはそれほど困難なことではない。前者は，解放感を得るために浪費するのであり，後者は解放感から浪費

表5 うつ病（DSM-5）の特定用語

不安性の苦痛を伴う
混合性の特徴を伴う
メランコリアの特徴を伴う
非定型の特徴を伴う
精神病性の特徴を伴う
　（気分に一致する，気分に一致しない）
緊張病を伴う
周産期発症
季節型
　など

するのである。そして，気分や意欲の高まりが認められたとしても，薬物による賦活や躁転の可能性を考慮する。

双極性障害あるいはそのスペクトラムを疑うために，家族歴の聴取は必須である。アルコール・薬物依存，自殺も確認する。また，病前性格，すなわち執着気質，循環気質，高揚気質（hyperthymia）などの躁的成分の評価が役に立つ。本人の自己評価に加え，「親しい人からは，あなたはどのような人だと言われることが多いですか」と聞く。体格から循環気質が疑われるときや，抑うつエピソードが混合性の特徴を伴っているときには，「元気なときは，とてもエネルギッシュな人だと言われませんか」などと聞くこともある。

言うまでもなく，抑うつ状態では，自己評価が歪められることが多い。また抑うつ状態にあるときには，良かった時のこと，なかでも軽躁病エピソードを思い出すのは一般に困難である。軽躁病エピソードの有無を確認するときには，「眠らずとも，元気に活動でき，アイディアが次々に湧いたり，気持ちが大きくなって，気前よくお金を使ったりしたことがありますか」などと，具体的な症状をあげて聞く。過去のエピソードの有無については，家族にも確かめておく。

次に大切なことは，うつ病の下位分類まで診断を進めることである。これにより，うつ病の病態をよりきめ細かく診断でき，より適切な治療を考えることができる（表5）。たとえば，不安性の苦痛（anxious distress）を伴ってい

る場合，混合状態，精神病症状を伴っている場合には，自殺のリスクが高まるので，入院治療の方がよいかもしれない。あるいは鎮静系の薬物の併用が必要になるかもしれない。

次に自殺の危険性を判断する。自傷行為の評価と対応の基本については他書に譲るとして[14]，自殺念慮の切迫度を判断するときに大切なことは，"有るか無いか"と聞くだけではなく，その強さに加えて，頻度（毎日か時々かなど）や最後はいつだったかを聞くことである。併せて，自殺企図の家族歴と既往歴，高齢，男性，孤独，身体疾患，経済的困窮，アルコール依存，精神病症状などのリスクファクターを評価する。

重症度の判定は，GAFのアンカーポイントを念頭において決めるとよい。また仕事に行く週日と休日での様子を区別して聞くことが大切である。休日に症状が軽快する場合には抑うつ状態の程度は軽度で，DSMでは閾値下のうつ病や適応障害の診断がつくかもしれない。軽度以上のうつ病になると，週日の疲労が蓄積してしまい，週末は動けなくなると言う人が多い。

4　うつ病の情況分析──個人史をイメージする──

病前の性格と病前の適応度を知るために，現病歴から生活史・既往歴へと話を遡る。

生活史についての質問では，どこで，どのように生まれ育ち，現在はどこに住んでいるか，誰と同居しているのか，親友や恋人はいるか，趣味や特技，逆に苦手なことはなにかなど，プライベートな個人史について，ありありとしたイメージが浮かぶくらいに情報を得るとよい。いじめ，不登校，ひきこもりの経験，幼少時の家庭環境，友人関係，教師など権威的人物との関係，衝動制御障害，パーソナリティ障害を疑わせる行為などを確認して，病前の対処能力と適応度を評価する。

ここでは，軽度の発達障害とごく軽症の知的障害を鑑別することが肝要である。どちらもごく軽症の場合は病前の環境には適応できていて，既往歴に

ないことがある。前者の場合，主要兆候，すなわち，①対人関係を築く能力はどの程度か，②行動や興味が限定されているかどうか，に焦点を当てて確認する。また軽症の知的障害は，問診票や生活記録に書かれた自筆による記載や学生時代の成績の聴取などから推測する。

しかしながら，軽症の発達障害や軽症の知的障害があっても，うつ病が重いときには，抑うつ症状に隠れてわかりづらいものである。うつ病が軽症化してくると，面接を重ねるなかで，会話や気持ちがしっくりかみ合わないことが出てきて，ようやく鑑別診断に上がることがある。発達障害や知的障害とまでは言えなくとも，コミュニケーション能力やメタサイコロジカルな能力が弱いと対人関係でのトラブルを抱えやすい。いずれにしろエピソードが改善してから心理テストを行うと，情報量が一段と増える。

自尊感情の低下はうつ病の症状でもあり得るので，急性期の治療段階では，患者が訴える葛藤や劣等感に焦点を当てた精神療法は保留する。Aさんの場合，田舎育ちであるという劣等感，優秀な姉との葛藤は，うつ病の改善とともに軽減し，ことさら意識しないで日常生活を送れるようになった。

うつ病は重症になるにつれ病像がプロトタイプ化するので，生物医学モデル，すなわち普遍性，対象の一義性，客観性，非個人を対象とする医学での治療が導入しやすい。しかし，軽症化してきたならば，心理社会モデルでの治療がより重要になる。例えば"うつ病の体験"とは，挫折であり，トラウマの体験である。自尊感情は傷つき，自己効力感は失せ，生き甲斐すら消え失せるかもしれない。これらの問題が未解決のままだと，抑うつ症状の遷延化や社会復帰の障害を生じることがある。うつ病の体験への共感と支援への精神療法は欠かせない。上記に述べたような，患者によって異なる特徴，すなわち個別性を知っておくことが大切なゆえんである。

5　患者のフォーミュレーションを作成する

フォーミュレーションとは，診断面接から得られた情報から，疾患，およ

び疾患を抱える人としての患者を総合的に理解し，明確かつ簡潔に描写することである。フォーミュレーションには，診断とともに，検査と治療の方針を記載する。フォーミュレーションを作成しておくと，長期的転帰がわかったときに，自分の初期の見立てが正しかったかどうかを振り返ることができ，診断能力を磨くことにつながる。

　Aさんの場合のフォーミュレーションの例をあげる。
　元来内気で，不安と劣等感を抱えやすいが，頑張り屋で，学業，就職と，これまでは努力で乗り切って生活してきた人である。職場の仕事負荷と対人関係を誘因として，努力で乗り切れなくなったとき，自信を失い，トラウマ感情を伴って，不安と心気の強い中等度のうつ病（DSM-5）に至った。自殺念慮も企図もない。しばらくは自宅静養と抗うつ薬の服用が有効であろう。不安と不眠に対しても，当面はそれぞれの薬物が必要であるが，うつ病が改善したならば，これらの薬物は減量・中止していく。症状が寛解したならば，復職へ向けてのリハビリテーションを行う。病前の適応も良く，家族や友人の支えもあり，経過は良い方であろう。ただし，復職の壁が高いかもしれないので，職場との連携が重要であろう。そのほかにも，債務支援や自立支援法など，社会資源についてのアドバイスが必要になるかもしれない。

6　治療を開始してからの面接

　医師の仕事は，共感をもちつつも，うつ病患者の訴えを自らの医学的な用語をもって説明し，診断を与えることである。そして，病者の混沌とした状態を客観的で可逆的な出来事として捉え直し，それを病者に合った言葉と態度で返すことで，病者の自己理解の客観化，脱中心化への道筋をつけることである[6]。これにより，患者はうつ病を堪え忍びやすくなる。
　筆者は，うつ病が重症あるいは自殺のリスクが高い場合には，「あなたの体調が悪いのや，死にたいと思う気持ちは，うつ病という病気のためです」と

明言し,「再び明るい気持ちがもてて,以前のように元気に生活できますよ」と約束して,患者にいわゆる medical sick roll を与える。抗うつ薬も「病気を直すために必要な薬です。しっかりと服用してくださいね」と伝えることにしている。重症うつ病の患者は,強い抑うつ気分,否定的思考,希死念慮に巻き込まれ,自己中心性の強い認知と感情の渦のなかに引き込まれているからである。

一方,慢性に経過したうつ病,あるいは重度のうつ病でも軽快したのちには,その先を"歩いていく"のは患者自身であることを伝えている。この時期には狭義の医学モデルから抜け出る必要がでてくる。なぜならば,患者のうつ病を招いた,あるいはうつ病が招いた現実問題のすべてを解決することが不可能なことも少なくないからである。患者自らが,考え,選び,回復する努力が必要であり,治療者はそれを援助するものであることを伝える。この時期に狭義の医学モデル一辺倒の治療をしているとうつ病が遷延化することがある。

特にうつ病が軽度ながら何年も持続している場合には,「良くなるように,一緒に,根気よく,工夫していきましょう」と言うことが多い。また向精神薬の処方に際しては,「足を骨折した人が杖を必要とするように,今は必要な薬もありますが,いずれは薬を服用しないでも済むようになるといいですね」と,より健康な状態に戻れるように促すことにしている。

軽度だからといって,うつ病は治りやすいとは限らない。解決が難しい問題を背負っている場合,発達障害やパーソナリティの問題を抱えている場合,狭義の医学モデルでは解決できないからである。この薬物を服用すれば良くなるとか,認知療法を受ければ問題が解決する,などという安易な期待を与えることはできない。たとえ現状維持が精一杯であっても,希望を失わず根気よく自助努力ができるように支えていくのがよい。

また,治療の開始にあたっては,「回復は直線的ではなく,波を打って良いときと悪いときとを繰り返すことがあります。振り返ってみれば良くなっていることに気づく,そのような治り方をします」と伝えることにしている。

表6　うつ病が予想どおりに治らない時

　A．診断の見直し
　　1）病歴を聴取し直し，診断を見直す。
　　2）薬物，一般身体疾患，器質疾患を鑑別する。
　　3）併存精神疾患を評価する。
　B．薬物療法の見直し
　　1）薬物治療歴を見直す。
　　2）アドヒアランスを評価する。
　　3）副作用が改善を阻害していないかを評価する。
　C．心理社会的問題の見直し
　　1）伝えられていない心理社会的問題がないかを評価する。
　　2）家族，職場のサポートを得る工夫をする。
　　3）治療者と患者の間の転移と逆転移の問題を評価する。
　　4）新たな心理社会的問題の発生が症状の遷延に関与していないか評価する。

こうしておくと，回復期に急に悪化することがあっても，"やはり駄目か""治らないのではないか"と失望して，自殺企図をする危険を回避することにつながるかもしれない。

　Aさんの場合には，自己否定的な考えや病気に対する心配に対しては，聞き役に徹し，繰り返して安心させるように語りかけた。そして状態に合わせて抗うつ薬の量を加減した。一週間もすると睡眠障害は改善の兆しをみせてきたが，1ヵ月を過ぎてもそのほかの抑うつ症状は改善してこなかった。不安感と病気への懸念を訴え，劣等感をこぼし続けた。

　うつ病なら，そろそろなんらかの手応えがあってよいはずだと思い，誤診の可能性が頭をよぎることもあった。しかし何度尋ねてみても，問診で得られる情報からは，診断がフォーミュレーションしたうつ病以外に考えられなかった。

　うつ病が予想どおりに治らない時には，診断を再度見直す（表6）。その際に他の精神疾患に加えて，器質疾患，身体疾患を再度疑うことが大切である。もう一度内科的検査をし直した方がよいのか，精神科診断が違っていたのか，遷延化させている要因を見逃していないか，などを検討する。

7　症状が軽快してからの面接

　治療効果がはっきりと手応えとなってつかめるようになったのは，抗うつ薬を増量してから6週が経った時であった。「以前より楽観的に考えられるようになっている。嫌だと思っていた会社にも，もう一度復帰してみようかなと思う」と語った。徐々に，母親と映画に行ったり，ショッピングを楽しんだりすることができるようになったという。
　2ヵ月が過ぎた頃から，しびれが治り，頭痛もほとんどなくなった。まだ病気に関するテレビ番組は怖くてみられないというものの，友達とクロスカントリースキーに行き，楽しめたとも言う。

　この頃から，抗不安薬は1日1回の服用で済み，睡眠導入薬もほとんど必要としなくなっていた。ただし抗うつ薬だけは再燃予防のために続けてもらった。
　病気に関するテレビ番組がみられないことに関しては，限局性恐怖症として，SSRIsや行動療法を工夫して，治療することもあろうが，しばらく様子をみることにした。

　症状が軽快したならば，リハビリテーションを徐々に開始する。自宅療養をしていると生活リズムが乱れ，体力・集中力が低下することが多い。復帰の第一歩は，リズムの調整，体力・集中力の回復を目的として，生活を整えることから始める。
　生活記録（第8章の表3——189頁）をつけてもらい，それを資料として話を聞き，次回までの生活目標を相談する。基本は，睡眠覚醒リズムを一定にする，食事を規則的に取る，軽度の運動や家事，知的活動を開始することである。例えば，買い物，掃除，料理など，身近にある作業をこなしていくのが精一杯のこともある。このとき神田橋條治は，「男性であれ，最初の活動目標

が料理の一品を作ることであっても良い。家族のために何かができ，感謝の反応を得るという体験は，休職して家にいるうしろめたさを和らげることにつながる」と言う[8]。

　その後，必要に応じて，復職に特化したリハビリを受けられる施設を紹介する。最近では，職場から復職リハビリを要求してくることがしばしばある。

　さらに，職場の関係者との連携が必要になる時期である。しかし診察室から職場の状況，労務の実際を知ることは困難である。患者の許可が得られるようならば，産業医や上司と連絡を取り合い，相互の理解を形成する。このことは，患者の復職をしやすくし再発を予防するうえで大切である。

　Aさんは，病気に対する不安も和らぎ，自分を卑下する受けとめ方もすっかり消えていた。「自分がなぜあれ程までに悩んでいたのか不思議なくらいである」という感想を伝えてきた。ところが寛解して3ヵ月が過ぎた頃，彼女は，「よく考えて，職場を辞める決心をした。しばらくは，趣味の講座を受けながら，無理をしないで生活することに決めた」と報告した。

　辞職や転職を前向きに捉え，新たな道を意欲的に進んでいけるならば，その決断は必ずしも人生の敗北でも治療の失敗でもない。特に日本社会は，旧来のタテ型社会が崩れ，ヨコへの流動性が高まっている。「職安」という言葉は死語となった。ハローワークに行くことは，以前ほど惨めな体験ではなくなりつつある。

おわりに——Negative capability という能力——

　「医者はまた，アイロニーや，矛盾や，ユーモアや，身につけたあらゆる知恵を利用して，またいつそれらを止めるかという知識も含めて，患うことを是認するのである。私は，このことが，医師をするということと病いの経験の精神的な核心であると考えている」[3]。

うつ病は千差万別であることを知っておかなければならない。どのような個性をもつ人が，どのような環境のなかでうつ病になるかによって，その病像は異なる。個性の数だけうつ病は存在する。

慢性化したうつ病の場合，軽快に至るまで数年かかることがある。環境，体質，士気沮喪（デモラリゼーション）が複合しているならば，その改善は容易ではない。

仮に現状を維持するのが精一杯であっても，将来何かの弾みで好転するだろうと考えておくことが大切である。性急に何かをするのではなく，目の前で改善させることのできない自らの治療の限界を堪え忍ぶのがよいと思う。何かをできる能力ではなく，なにもできないことに耐えるこの能力を negative capability と呼び，森山成彬[1]は精神科医に求められる大切な能力であることを強調している。

最近，かつて勤務していた病院で治療にあたった患者さんから数年ぶりに手紙が届いた。10 年近くうつ病に悩まれた方である。筆者は無力で思うように良くしてあげられなかった。しかしその方が今度結婚されると言う。相手には自分の体験のすべてを打ち明け，了解済みの結婚だと言う。手紙には，「9 回の裏のツーアウトから最後の打席で逆転サヨナラ・ホームランを打ったような気分」と書いてあった。また，躁とうつをめまぐるしく繰り返したある主婦から届いた今年の年賀状には，「16 年経って気分の波がやっと治まった」とあった。さらに 6 年間おつき合いをしたある患者さんは，筆者の転勤を聞いた後，手紙を書いてきて渡して下さった。そこには，「おかげさまでこれまで何とか生きてこられました」という数行のお礼が書かれていた。筆者はその文を読み，彼がそれほどまでに筆者を頼っていたのかと知り啞然とした。

話を聞き，あれこれない知恵を絞っては相談にのり，場面に応じて認知行動療法，森田療法，あるいは力動的精神療法の考え方を応用して支援し，薬物治療を工夫する。おそらくこれから先も，筆者にできることは今とそうは変わらないのではなかろうか。

注

〔注1〕 医学の不確実性とは：Fox RC は，医療のもつ不確実性には基本類型として以下の三つがあると言う[3]。①絶え間なく進歩する近代医学の膨大な知識と複雑な技能をすべて習得することは不可能であることから来る確信のなさ，②医学知識そのものにもなお多くの空白が存在し，理解や有効性に限界があることから来る確信のなさ，③個人的な無知や無能を，医学知識そのものの欠落部分や非力から区別することに関連した確信のなさ。

　医師は，患者の生死，実存的な不条理に関わる状況に，予見不可能な不確実な知識をもって臨むのであり，医療判断は確率統計による近似値にすぎない。この，患者と医療者がともに苦境にあるという感覚の共有がここに発生する。

〔注2〕 医師と患者の社会的役割：Parsons T は，医師と患者には，社会的役割が課せられると考える。医師には，好き嫌いなく，平等に患者と接する，感情中立性・集合体志向・普遍主義，相応の知識と技術の習得を必要とする業績本位（訳注：血筋ではなく能力），その職務は医療に限定される限定性が求められる。また患者には四つの役割を求めた。通常の社会的責務の免除（病人の役割），援助を求める権利，回復への義務，そして援助者である医師に協力する義務である。

文　献

(1) Carlat DJ（張賢徳訳）：精神科面接マニュアル．メディカル・サイエンス・インターナショナル，2001．
(2) 土居健郎：新訂 方法としての面接——臨床家のために．医学書院，1997．
(3) Fox RC（中野真木子訳）：生命倫理をみつめて．みすず書房，2003．
(4) Harrison P, Geddes J, Sharpe M：Psychiatry. 8th Edition. Oxford Blackwell Science, 1998．
(5) 神庭重信：精神科診断面接．古川壽亮・神庭重信編著，精神科診察診断学——エビデンスからナラティブへ．pp17-25，医学書院，2003．
(6) 神庭重信・井口博登：うつ病の病名告知をめぐる小論．精神科治療学 19：175-177，2004．
(7) 神庭重信：うつ病の薬物療法．武田雅俊・加藤敏・神庭重信：Advanced Psychiatry——脳と心の精神医学．pp182-196，金芳堂，2007．（本書第8章の2）
(8) 神田橋條治：九大精神科での面接実技指導にて．
(9) 笠原嘉：予診・初診・初期治療．診療新社，1980．
(10) Kleinman A（江口重幸ほか訳）：病の語り——慢性の病をめぐる臨床人間学．誠信書房，1996．
(11) 森山成彬：精神療法を底支えするもの．臨床精神医学 39：1485-1489，2010．
(12) Osler W（日野原重明・仁木久志訳）：平静の心——オスラー博士講演集．医学書院，1998．

(13) Sullivan HS(中井久夫ほか訳):精神医学的面接.みすず書房,1986.
(14) 高橋祥友:自殺の危険——臨床的評価と危機介入(第3版).金剛出版,2014.
(15) 山下格:誤診のおこるとき.診療新社,1980.
(16) 吉松和哉:医者と患者.岩波書店,2001.

第8章

抗うつ薬の薬理学とうつ病の薬物療法

1　抗うつ薬の薬理学——自家薬籠中の薬を作るために——

　1957年にイミプラミンの臨床効果がKuhn Rにより発見され，抗うつ薬の時代が幕を開けた。彼の炯眼は，この薬物が内因性うつ病に著効することを見いだしている。1960年代までは"抗うつ薬"と言えば，数種類の三環系抗うつ薬（TCAs）とMAO阻害薬を指すだけであった。その後，三環系抗うつ薬の誘導体であるメリトラセン，クロミプラミンあるいはロフェプラミンが登場し，さらに四環構造をもつマプロチリン，ミアンセリン，セチプチリンなどが次々に開発されてきた。

　従来の抗うつ薬につきものであった抗コリン作用，抗ヒスタミン作用，抗アドレナリン作用を弱め，抗うつ作用に欠かせないセロトニン再取り込み阻害作用あるいはノルアドレナリン再取り込み阻害作用を選択的に残した薬物が合成できるようになった。これらの薬物は，選択的セロトニン再取り込み阻害薬（SSRIs）やセロトニン・ノルアドレナリン再取り込み阻害薬（SNRIs）などと呼ばれる。薬理学的性質を求めて化学合成（ドラッグデザイン）されるので，薬物のもつ構造上の共通性がなくなり，かつてのように環状構造の数で三環系あるいは四環系と単純に分類できなくなっている（図1）。

　このように数多くの抗うつ薬が現れてくることで以前よりもきめ細かな治療ができるようになったと同時に，その選択に悩むことも多くなってきてい

る。しかも近い将来，薬理学的特徴のさらに異なる抗うつ薬が登場することが予想されており，抗うつ薬をどう選択するかという問題はますます重要になるであろう。

適応，禁忌，投与量，効果，副作用，アドヒアランス，薬物代謝，併用禁忌（あるいは注意）薬剤，薬価などに精通した数剤を自家薬籠中の薬とするのがよい。そのためには，副作用を十分理解しておくことが基本である。

コンサルテーションに携わる場合はもちろん，身体合併症を抱えることの多い高齢者が増えてきているわが国の事情を考えると，患者の年齢や身体合併症に注意しながらより適切に抗うつ薬療法を進める能力が求められるようにもなるだろう。例えば，うつ病に心筋梗塞や脚ブロックが合併していたり，前立腺肥大症，高血圧，記銘力障害，てんかんやその他の脳損傷がある場合などは，抗うつ薬の投与によってこれら合併症の増悪を招くことがある。

また，激越うつ病，逆に制止の強いうつ病あるいは幻覚・妄想を伴ったうつ病などの臨床症状の違いも，抗うつ薬の選択において考慮しなければならない。臨床開発試験では，対象患者から"自殺念慮の強い"患者や併存障害をもつ患者は除外されている。しかも併用薬は禁止されるので，対象は外来で治療できる，（かつ治療に協力的な）軽症から中等症の大うつ病であることが多い。重症で自殺念慮の強いうつ病に対して，新たに市販されてくる抗うつ薬が有効なのかどうかは，市販後の評価を待たねばならない。しかしながら市販後の評価であっても，自殺念慮の強い重症うつ病を対象とした臨床研究は行いにくいので，確固としたエビデンスは得にくい。このことが，臨床医の印象にもとづく評価がさまざまに別れ，重症うつ病に対する，SSRIsとTCAsの有効性の相違をめぐる議論が決着をみない理由である。

不安・心気・焦燥感の強い患者では，抗うつ薬の副作用を気に病んで症状が悪化することもある。この場合少量から投与開始し，通常よりも時間をかけて増量するような配慮もほしい。またベンゾジアゼピン系抗不安薬や非定型抗精神病薬を少量併用する（短期間に限る）と有効なことも多い。

さらには気分障害の各臨床類型についての概念と診断の要諦，対象疾患の

治療反応性と長期転帰について熟知しておかなければならない。例えば，①どの類型にはどの種の薬物がより効果的なのか，②予防的維持療法をいつまで行えばよいのか，③身体合併症をもつ患者にはどの抗うつ薬が向いているのか，④抗うつ薬により逆にうつ病が悪化することはないのか，⑤抗うつ薬の効果増強の手段にはどのようなものがあるか，⑥薬物代謝学的にはどの薬物同士の併用は避けるべきなのか，⑦小児や高齢の患者を治療するときに注意すべき点は何か，⑧アドヒアランスに影響する要素は何か，⑨薬物療法が当初予想されたような反応を生まなかった場合に考慮すべきことは何か，などのことに関する基本的な知識を身につけておく。抗うつ薬を用いた中途半端な治療がうつ病を遷延化させる可能性，未成年者や若年成人では自殺関連行動が増加する可能性，双極性障害では，混合性病相，躁転，病相頻発化，あるいはアクチベーション症候群が起きて双極性障害が不安定化あるいは慢性化する可能性なども，基本的な知識である。

(1) 抗うつ薬の種類と薬理学的特徴

A．三環系抗うつ薬とその類似薬

初代の三環系抗うつ薬（tricyclic antidepressants；TCAs）はプロトタイプのイミプラミンに化学構造が類似している。また，周知のごとくイミプラミンやアミトリプチリンは三環系三級アミンの構造をもち，生体内で肝酵素により脱メチル化され，それぞれデシプラミン（1996年にわが国では販売が中止された）およびノルトリプチリンへと代謝される。これらの脱メチル化された抗うつ薬を三環系二級アミンと呼ぶ。三環系抗うつ薬はいずれも，多少の選択性の違いはあるもののノルアドレナリンとセロトニン[注1]の再取り込み阻害を有する。例えば，クロミプラミンはセロトニンの，マプロチリンはノルアドレナリンの再取り込みをより強く阻害する（表1）。また若干のドーパミン再取り込み阻害作用をもつ薬物もある。分子構造上の微細な違いにより，薬物間に大きな薬理学的特性（特に副作用において）の相違が生まれるのである（図1）。

第8章 抗うつ薬の薬理学とうつ病の薬物療法

表1 主な抗うつ薬のモノアミン再取り込み阻害作用と受容体阻害作用

(*in vitro* での値 nM)

抗うつ薬	NA	5-HT	α_1	H_1	mAch	5-HT_2	D_2
アミトリプチリン	24	66	27	1.1	18	29	1000
アモキサピン	4.4	470	50	25	1000	0.6	160
クロミプラミン	28	5.4	38	31	37	27	190
ノルトリプチリン	4	260	60	10	150	44	>1000
イミプラミン	13	42	90	11	90	80	>1000
マプロチリン	7.4	3300	90	2	570	120	350
ミアンセリン	42	2300	34	0.4	820	7	>1000
トラゾドン	5000	190	36	350	>1000	7	>1000
フルボキサミン	500	5.9	>1000	>1000	>1000	>1000	—
パロキセチン	33	0.73	>1000	>1000	108	>1000	>1000
セルトラリン	220	3.4	260	380	630	>1000	>1000
ミルナシプラン	30	29	>1000	>1000	>1000	>1000	>1000
デュロキセチン	16	4.6	>1000	>1000	>1000	>1000	>1000
ミルタザピン	4600	>10000	500	0.14	667	13	>1000
エスシタロプラム	2500	2.1	>1000	>1000	1240	>1000	—
venlafaxine	210	39	>1000	>1000	>1000	>1000	>1000
fluoxetine	280	12	>1000	>1000	>1000	210	>1000

(NA：ノルアドレナリン，5-HT：セロトニン，α_1：アドレナリン α_1，H_1：ヒスタミン H_1，mAch：ムスカリン性アセチルコリン，5-HT_2：セロトニン 5-HT_2，D_2：ドーパミン D_2）
(本橋，2003；Owen ら，2002；Sanchez ら，2003；Wong ら，1993；Marek ら，2003；Mochizuk ら，2002；Gilleman，2006 より引用)

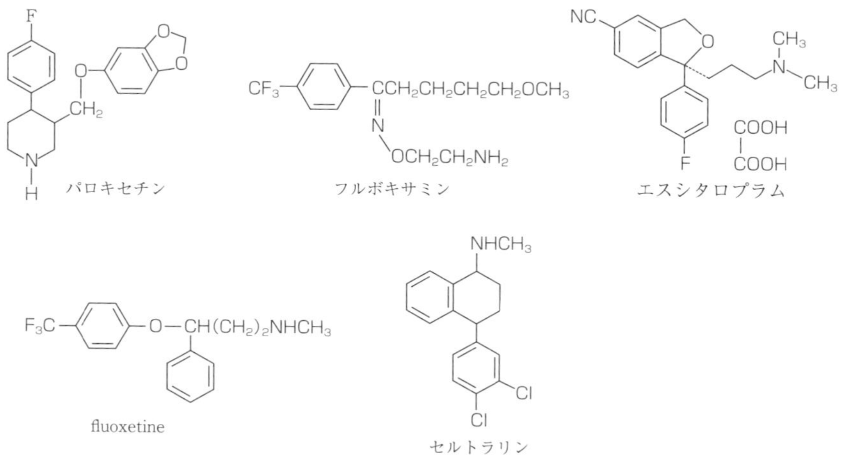

図1a 選択的セロトニン再取り込み阻害薬（SSRIs）

図1b　選択的セロトニン・ノルアドレナリン再取り込み阻害薬（SNRIs）

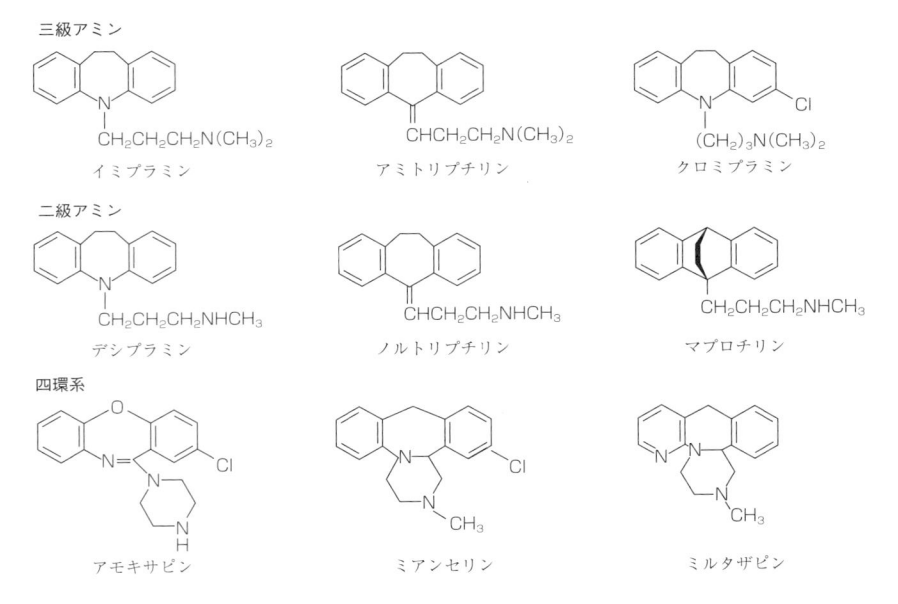

図1c　三環系，四環系，その他の抗うつ薬

＊　表1，図1a～cともに，英文表記した薬物は日本で発売されていない。

　以上のような第一世代の抗うつ薬に加え，イミプラミンの誘導体であるロフェプラミン，アミトリプチリン誘導体のドスレピンなどが臨床上使用可能となった。以上の抗うつ薬は，副作用の強弱こそあれ，イミプラミンに類似した薬理作用をもっている。その後，四環構造をもつマプロチリン，ミアンセリン，テシプチリン，連結してはいないが構造のなかに四つの環をもつアモキサピンとトラゾドンが導入された。以上の薬物は第一世代と性質がかな

り異なるため,第二世代の抗うつ薬と呼ばれることもある。一様に,不快な服薬体験につながりやすい抗ムスカリン作用が第一世代に比べて弱いという共通点をもっている。ロフェプラミンはイミプラミン様三環系抗うつ薬の側鎖のメチル基が好脂性のパラ・クロルフェニルアシル基で置換されたもので,脂溶性が高められている。このため,薬物の吸収および脳内への移行がより速やかであるという特徴がある。プロチアデンは三環系に類似しているが,副作用は比較的弱い。アモキサピンは抗精神病薬である loxapine の誘導体であり,ドーパミン D_2 受容体に対する比較的強い阻害作用を有する。*in vitro* での測定値を比べると,アモキサピン 100 mg はハロペリドール 0.5〜1 mg に相当する。しかし臨床的実感では,アモキサピンの D_2 受容体阻害作用はそれほどには強くない。マプロチリンは,第4の環状構造が三環系抗うつ薬の構造に垂直に結合した構造をもち,同じ四環系に属するミアンセリンと比べて構造も薬理作用もむしろ三環系抗うつ薬に近い。マプロチリンはまた,ノルアドレナリンの再取り込みをより強く阻害することで知られている。トラゾドンは相対的にセロトニン再取り込み阻害作用が強いものの,その絶対的な再取り込み阻害力価は他の抗うつ薬に比較して強いものではない。むしろ,鎮静効果が強いので,うつ病の不安・焦躁の治療に用いたり,不眠の改善を目的として就寝前に処方したりして有効なことがある。これらの第二世代の抗うつ薬は第一世代に比べて副作用がマイルドであるが,重症うつ病の治療においては,抗うつ効果の点でも若干弱い印象を受ける。

　ミアンセリンやテシプチリンはノルアドレナリンおよびセロトニンの再取り込み阻害作用が弱い一方で,α_2 受容体に対する強い阻害作用(この結果ノルアドレナリンの放出が強まる)を有するユニークな抗うつ薬である。

　化学構造はミアンセリンに類似した四環系であるミルタザピンは,ノルアドレナリン再取り込み阻害は強くないが,α_2 受容体阻害が強く,ノルアドレナリン放出作用を特徴とする。ミルタザピンは抗ヒスタミン H_1 作用が強く,鎮静作用があり,不安・焦燥を伴ううつ病の治療に向いており,就寝前に投与することが多い。

B．選択的セロトニン再取り込み阻害薬

米国では抗うつ薬のシェアの90％が選択的セロトニン再取り込み阻害薬（selective serotonin reuptake inhibitors；SSRIs）で占められ，SSRIsはうつ病の第一選択薬として広く使用されている。現在日本で使用できるSSRIsに，フルボキサミン，パロキセチン，セルトラリン，エスシタロプラムがある。

一般的にSSRIsとはセロトニンの再取り込み阻害作用が選択的かつ高力価である薬物を指す。作用が選択的であるとは，他の神経伝達物質の再取り込み阻害作用に比べてセロトニン再取り込み阻害作用が強いこと，たとえばノルエピネフリン／セロトニン比が大きいことを意味する（表1）。また，高力価であるとは，有効なセロトニン再取り込み阻害を発現する作用濃度が低いこと，すなわち力価（効力）が高いことを意味する。

抗コリン作用，鎮静作用，心伝導系への作用など，これまで臨床で問題を生みがちだった副作用に関しては，SSRIsがTCAsに比べて明らかに優れている。このため，TCAsやその類似薬では十分量にまで増量することができずに，抗うつ効果が生まれなかったような症例に有効であろう。自殺企図の目的で多量服薬された場合の安全性もTCAsに比較して高い。SSRIsは不快な副作用が少ないことから，うつ病の再発防止の場合など，これまでのTCAsに比べて十分量を用いて安全かつ長期的に使用しやすい。

しかしSSRIsやSNRIsには特徴的な副作用（中には深刻な）があるので，後述するように，予防と対応を身につけておく。

C．選択的セロトニン・ノルアドレナリン再取り込み阻害薬

セロトニン・ノルアドレナリン再取り込み阻害薬（serotonin noradrenarine reuptake inhibitors；SNRIs）は，セロトニンとノルアドレナリンに対する選択的な取り込み阻害作用を有する薬剤の機能的な分類名で，現時点（2014年4月）で臨床的に使用できる薬物としてミルナシプランとデュロキセチンがあり，venlafaxineが開発されつつある。

ミルナシプランは経口での吸収に優れ，血漿濃度と作用との間に用量依存性（正の相関）が認められている。チトクロームP-450で代謝されず，第Ⅱ相

代謝，すなわち抱合化を受けて速やかに排泄されるため，肝障害をもつ患者や肝代謝機能が低下する高齢者においても比較的安全に用いることができる。また，本薬物がチトクローム P-450 を阻害する作用は弱いため，SSRIs に比べて，併用薬の代謝を阻害することによる相互作用のリスクも少ないと思われる。

D．重症なうつ病に対する SSRIs および SNRIs の効果

SSRIs/SNRIs は自殺念慮の強くない外来患者を対象とした治験で，TCAs とほぼ同等であることが示されている。しかしながら前述したように，自殺念慮が強く入院治療を要するほどの重症うつ病患者において，TCAs とまったく同等の有効性をもつかどうかについては，結論は容易に出せない。

SNRIs と TCAs の比較に関する最初の報告としては，Ansseau ら（1989）が入院患者 45 名を対象として行ったアミトリプチリンとミルナシプランの二重盲検比較試験がよく知られている。この報告は見方によっては前者の速効性を示しているとも読むことができる。Kasper ら（1996）の TCAs とミルナシプランを比較したメタアナリシスをみると数字上 TCAs が治療効果の点で勝っているが，これを「TCAs がより効く」ととるか，「両者はほぼ匹敵している」ととるかは難しい。なお吐き気・嘔吐や性機能障害は両群に差がなかった。

SSRIs と TCAs の比較試験では，有名な Danish Study（1990）をはじめとして，重症の入院症例に対する治療効果は TCAs に優位性があるとする報告が少なくない。

一方で SSRIs と SNRIs の比較も 3 試験が行われているが，試験の組み立て方でどちらにも転ぶ危うさがあり，優劣の判定はきわめて難しい。SSRIs/SNRIs 間の優劣も，統計学的な有意差はともかく，臨床的には評価は一致していない。

このように，SSRIs/SNRIs が続々と登場しているなか，依然として TCAs が必要であるとする専門家の意見は少なくないのである。したがって，現時点では，重症うつ病の治療，SSRIs/SNRIs に反応しないうつ病の治療を進め

るためには，卒後研修の間に，三環系抗うつ薬とその類似薬物に関する知識と経験を身につけておかなければならないと思う。ちなみに私自身の薬物療法の方針を本章の「2　うつ病の薬物療法」（180頁以下）に記載した。

(2) 抗うつ薬の主要な副作用

抗うつ薬は数多くの脳内モノアミン受容体に対して拮抗的な阻害作用をもつ。これら受容体に対する抗うつ薬の *in vitro* 阻害力価に関する薬理学的知識は，より合理的に抗うつ薬を選択するためのよい手掛かりとなる（表1参照のこと）。

A．脳内ヒスタミン H_1 受容体阻害による副作用

向精神薬の多くは脳内 H_1 受容体阻害作用をもち，それが臨床的に抗うつ薬の副作用として知られる眠気・鎮静，食欲亢進，低血圧などを引き起こす一因と考えられている。例えば，表1に示されているようにミルタザピンやアミトリプチリンは非常に強い抗 H_1 作用をもっている。三級アミン抗うつ薬は二級アミン抗うつ薬に比べ抗 H_1 作用が強い。第二世代のミアンセリン，マプロチリンなどもアミトリプチリンと同程度に抗 H_1 作用が強い。

抗 H_1 作用が強い抗うつ薬は強い不眠，焦燥，不安などの症状を伴ううつ病の治療に向く。ミアンセリンやトラゾドンは依存性の無い催眠導入剤として，うつ病の睡眠障害に用いられる。逆に制止や過眠傾向の強いうつ病の場合，あるいは日中の眠気や作業能率の低下を避けたい場合には，抗 H_1 作用の弱い抗うつ薬を選ぶ。

B．ムスカリン受容体阻害による副作用

周知のように，抗うつ薬はムスカリン受容体阻害作用をもち，口渇，便秘，頻脈，視力調節障害，記銘力障害や見当識障害などを起こすことがある。抗うつ薬のなかでは，アミトリプチリンが最も強力な抗ムスカリン作用をもち，アトロピンの1/8程度の阻害力価を有する。三級アミン抗うつ薬は二級アミン抗うつ薬より強く，第二世代の抗うつ薬SSRIs/SNRIsは一般に弱いという特徴がある。ただし薬物により強弱があり，パロキセチンには若干の抗ム

スカリン作用がある。

したがって，前立腺肥大，慢性緑内障，便秘などを合併する患者や高齢者，認知症・器質性脳疾患を合併するうつ病の患者の治療に際しては，抗うつ薬の選択に注意する。

C．脳内 α_1 受容体阻害による副作用

アミトリプチリン，ミアンセリン，クロミプラミンは中枢性 α_1 受容体の阻害作用が強い。α_1 受容体の阻害は臨床的には，起立性低血圧，めまい・失神などの副作用と関係していることが推定されている。

D．その他の副作用

循環器機能への影響も知られている。なかでも，三・四環系抗うつ薬にはキニジン様作用をもつ薬物が多く，QT 延長を起こすことがある。エスシタロプラムでも QT 延長が知られている。SNRIs では，心拍数増加，血圧上昇，高血圧クリーゼが現れることがあるので，高血圧または心疾患のある患者においては慎重に投与する。三・四環系抗うつ薬は QT 延長や心筋梗塞をもつ患者には投与しない。抗うつ薬の投与開始前の心電図検査とフォローアップが推奨される。

ある種の抗うつ薬には抗 D_2 作用が認められている。また SSRIs はドーパミン遊離を抑える作用をもつ。これらの薬物では，錐体外路系の副作用が現れることがある。稀ながら，悪性症候群や遅発性ジスキネジアを起こすこともある。

ある構造の薬物にアレルギー反応を示す患者がいるが，この場合構造式の異なる化合物に変更するとよいかもしれない。他にも顆粒球減少症，催奇形性などが報告されている。

E．SSRIs に比較的特徴的な副作用

先に述べたように TCAs にみられる抗 H_1・抗 α_1・抗 Ach 受容体阻害作用にもとづく副作用の少ないことが SSRIs の特徴の一つである。しかし逆に SSRIs に特徴的な副作用がある。主なものには，①吐き気，嘔吐，下痢などの消化器系の副作用，②治療開始初期に不安，焦燥感，不眠の増悪がみられる

（アクチベーション症候群），③性機能障害，例えば性欲の低下，性交不能，射精遅延，オルガスムの欠如など，④セロトニン症候群，⑤SSRIs の長期投与後の退薬症候群，⑥振戦，パーキンソン症状の悪化やアカシジアを含む錐体外路症状，悪性症候群，などがある。

F．治療開始初期の不安，焦燥感など

不安，焦燥・激越，不眠，易刺激性，衝動性が高まることがある。これらの症状に加えて，アカシジアや躁転も含めてアクチベーション症候群（FDA 文書）と呼ばれることがある。

SSRIs の使用が関連する自殺関連事象の増加の一因ではないかとして，昨今よく問題にされるようになった。しかしながら，このことは従来の TCAs でも指摘されていたことである。自殺念慮の増悪が，薬物の副作用なのか，うつ病自体の悪化のためなのかの鑑別が大切であるが，臨床的には判断が困難な場合も少なくない。

予防は，投与初期量を低く抑え，症状の変化をよく観察しながら，漸増する，という薬物投与の基本に則って治療することにある。アクチベーション症候群には抗うつ薬の減量（中止）が原則である。また，対症療法的には，ベンゾジアゼピン系抗不安薬や非定型抗精神病薬の少量併用が効果的である。

G．セロトニン症候群および悪性症候群

脳内の細胞外セロトニン濃度が極端に高まると，セロトニン症候群と呼ばれる，時に重篤で致死的な副作用が現れる危険性がある。この状態は，下痢，発汗，不安・焦燥，振戦，過高熱，筋硬直，腱反射亢進，失見当識，ミオクローヌス，錯乱，せん妄，昏睡などの症状を特徴とする。症状は，列記した順で，マーチして現れることが多く，初期の自律神経症状と不安・焦燥が出現した時点で鑑別することが重要である。重症化すると症状の上で悪性症候群と共通する症状が多く現れるため，両者の異同が問題となる。MAO 阻害薬あるいはクロミプラミンやトラゾドンなどのセロトニン再取り込み阻害作用の強い抗うつ薬と SSRIs を併用投与する時などに起こりやすい（SSRIs と MAO 阻害薬の併用は禁忌である）。なお，リチウムにも神経細胞外のセロトニ

第 8 章　抗うつ薬の薬理学とうつ病の薬物療法

ン濃度を上げる作用があり，リチウムと SSRIs の併用時にセロトニン症候群が起こることもある。

　セロトニン症候群の治療は原因薬剤の即時の中断と補液が基本である。セロトニン症候群は一般に予後は良く，70％の症例は発症 24 時間以内に改善すると言われている（Mills, 1995）。しかし，高熱，呼吸不全，腎不全，DIC（汎発性血管内凝固症候群）などを呈し死亡に至ることもある。セロトニン症候群への対応には，呼吸・循環などの全身管理に加えて，ミオクローヌスの治療，不安・焦燥に対する薬物治療，筋弛緩を目的としたベンゾジアゼピン系薬剤による治療がある。その他，非特異的なセロトニン受容体の遮断剤である cyproheptadine, proranolol（β-blocker であると同時に 5-HT$_{1A}$ 受容体の遮断作用も有する）が使われることがある。

　悪性症候群で使用されるダントロレンやブロモクリプチンの効果は不明である。しかしながら鑑別が困難な場合には，悪性症候群として治療するのがよいだろう（鈴木映二，私信）。理由は，①決定的な鑑別点がない，②両者の治療には根本的な違いがない，③悪性症候群の方が圧倒的に予後不良であり，両症候群の違いをクローズアップするのは，かえって危険だからである。むしろ両者は似ていると理解すべきである。

　あえて鑑別点を上げるならば，セロトニン症候群に特徴的なこととして，悪性症候群に比べて，①薬をやめると速やかに良くなる（セロトニン症候群では，脱水などがあってせん妄が続くような特殊な場合を除いて，24 時間以内に何事もなかったかのように治ってしまう），②セロトニン関連の薬物が原因になりやすい，③薬を始めてから発症までの時間が短い，④CPK の上昇が少ない，⑤筋硬直が明らかでない場合が多い，⑥発熱がひどくない，⑦錐体外路症状が目立たない，⑧消化器症状を伴うことが多い，⑨ミオクローヌスが出現する例が多い，などであろう。

　抗うつ薬と関連する悪性症候群の報告もある。古くは 1960 年代前半に MAO 阻害薬と TCAs の併用による死亡例が報告されている。1 例では高熱とチアノーゼを伴う極度の不穏状態が，その他の例では高熱，筋強剛，せん

妄・錯乱が観察されたが，高血圧発作の記載はなく，剖検ではいずれも死因が特定されていない。またJohnsonら（1964）は，イミプラミン300 mg投与後に錯乱・高熱，チアノーゼを呈し，最後に筋れん縮と大発作を起こした死亡例を報告した。神経遮断薬性悪性症候群（Neuroleptic Malignant Syndrome；NMS）との症候学的類似性は注目されるが，これらの報告を悪性症候群とみるかどうかは意見が分かれている。

住吉ら（1983）は，抗精神病薬を併用せずTCAsを主剤とする薬物療法中に悪性症候群様状態を呈した2例を報告し，以後類似の症例が数多く報告されている。これらはNMSと症候学的にはほとんど差がない。

H．断薬症候群 (discontinuation syndrome)

TCAsやSSRIs/SNRIsを長期に投与し，急に投与を中止すると，断薬による症状が起こることが知られている。これらの症状は，①悪寒，筋痛，②嘔吐・吐き気・下痢などの胃腸症状や疲労・倦怠感，③睡眠障害（不眠症，多夢，ありありとした夢），④頭痛，めまい，知覚異常，などの神経症状，そして⑤稀ではあるが，うつ病の悪化，衝動性の亢進，自殺念慮，などである（表2）。したがって，軽い場合には風邪をひいたような症状として，重い場合にはうつ病の再発と間違えられることもある。

断薬症状は，服薬中止後24～48時間で起こり，平均10日，ときに1ヵ月にわたることも知られている。その原因としてこれまでは，コリン受容体の遮断がはずれ，コリン作動性が高まる結果ではないかと言われるが，コリン受容体阻害作用の弱いSSRIsにも類似の離脱症状が起こると報告されているので，その原因は今一つはっきりとはしない。

(3) 身体合併症をもつ患者への抗うつ薬療法

身体疾患をもつ患者の場合，抗うつ薬療法は特に難しいものになる。合併症が重症の場合，身体科の医師と相談しながらうつ病治療を進める慎重さが求められる。しかし合併する身体疾患への悪影響を心配するあまり，うつ病の治療を中途半端にすることは，うつ病を遷延化させるばかりでなく，うつ

病による身体疾患への悪影響を生まないとも限らない。

例えば、虚血性心疾患でCCUに入院している患者にうつ状態をみることは稀ではないが、このような患者に不注意に抗うつ薬を投与すると伝導障害や不整脈を起こしたり、血圧が下がりさらに致命的な心筋梗塞を招く可能性がある。しかしながら、うつ病が長期に続くことで虚血性心疾患がさらに悪化する危険性が報告されている。うつ病が全身状態の悪化を招いている場合（特に高齢者では）、注意深く適応を判断して行う修正型電気けいれん療法（ECT）[注2]が抗うつ薬よりも安全なこともある。以下に身体合併症を伴う症例の抗うつ薬療法の注意点について説明を加えたい。

表2 SSRI中止後発現症状一覧表（46例中5%以上の症例にみられた症状）

症状	発現症例数（%）
神経学的症状	
めまい／頭がふらふらする	30（65.2）
歩行不安定	10（21.7）
ショック様感覚	6（13.0）
感覚異常	5（10.9）
視覚障害	5（10.9）
平衡障害	4（8.7）
身体症状	
嘔気／嘔吐	17（37.0）
疲労感	12（26.1）
頭痛	11（23.9）
下痢	5（10.9）
筋痛	4（8.7）
悪寒	3（6.5）
精神症状	
不眠	8（17.4）
焦燥	4（8.7）
集中困難	4（8.7）
鮮明な夢あるいは悪夢	4（8.7）
離人症／分裂／解離	3（6.5）
被刺激性	3（6.5）
自殺願望／企図	3（6.5）

（J Psychiatry Neuroscience 25：255-261, 2000）

A. 心血管系疾患を合併している場合

心血管系疾患を合併した患者の場合、抗うつ薬は通常の投与量でも、左室のejection fractionあるいは左心室の動きに影響を与えることがある。しかし、重症の心筋梗塞後4ヵ月経った時点では、イミプラミンやアミトリプチリンを用いて安全にかつ有効に治療できることが報告されている。SSRIs/SNRIsは心毒性が弱く、イミプラミンやアミトリプチリンに比べ、頻脈、起立性低血圧、キニジン様作用が弱い。このため、うっ血心不全、虚血性心疾患、伝導障害を合併する患者により適しているだろう。ただし心機能への影響については今後さらに検討される必要がある。

B．神経疾患を合併している場合

　マプロチリン，イミプラミン，アモキサピンはてんかん発作の閾値を低下させることが知られているので，てんかんを合併したうつ病患者の治療には向かない。器質性脳疾患を合併する患者や高齢者では，抗うつ薬の抗ムスカリン作用によって，見当識障害や混乱を引き起こす場合がある。したがって，デシプラミンあるいは第二世代の抗うつ薬，SSRIs や SNRIs など抗ムスカリン作用の弱い薬物を使用する。

　糖尿病性神経障害による疼痛に SNRIs（デュロキセチン）が有効であることが報告されている。

2　うつ病の薬物療法

　これまで述べてきたように，患者は，生物・心理・社会的要因の複合するなかでうつ病になっている。治療もまた，生物・心理・社会的でなければならない。薬物療法もまた，このことを前提として行われるべきである。

　治療開始に際して重要なことは治療環境の決定である。治療の場がこれから行おうとしている抗うつ薬療法の成否の鍵を握るからである。入院なのか，外来なのか，外来でも単身なのか，誰かと同居しているのか，という患者の置かれた諸事情あるいは治療者の属する施設の性質ともかかわってくる。抑うつ症状自体が重症で切迫しているときはもちろんのこと，うつ病の程度は重くなくても生活環境が回復の障害となっているとき，外来での治療が膠着しているときには入院治療が有効なことが多い。慢性化したうつ病患者は，睡眠覚醒リズム，食事・運動・気分転換の習慣，飲酒などに問題を抱えていることがある。この場合，入院生活により患者の生活習慣を改善することで回復へ向かうことがある。

　抗うつ薬では治らないうつ病が全体の約 20〜30％を占める。確かに抗うつ薬は万能ではない。しかしながら，ひとたび薬物療法を導入すると決めるならば，十分な治療量をもってかつ十分な期間投与することを原則とする。葛

藤を抱え苦悩や身体愁訴を執拗に訴えていても，十分量の抗うつ薬で改善したあとには，葛藤自体が雲散霧消することもある。逆にメランコリー症状をいくつも抱えながら，薬物には一向に反応せずにいて，好ましい環境が調整できた途端に良くなることもある。病原菌と抗生物質の組み合わせのような，治療法を合理的に選択する根拠はないので，拙速な思いこみは避ける。実際は「あれかこれか」ではなく「あれもこれも」でいくしかないことが多い。不確かな状況に対して性急に結論を出さないでいる negative capability（森山，2001）は医師に必要な能力の一つである。

(1) 治療初期：治療同盟，診断，治療の導入

　薬物療法を始めるにあたっては，その目的と目標を明確に伝える。相手が納得しないうちに薬物の処方を開始すると，患者は治療者とのこころの通い合いを拒絶されたような気持ちにさせられる。ちなみに，抗うつ薬の薬効の50％をプラセボ反応が占めることが知られている。服薬への不安・懸念・拒否感は治療効果を減じるだろう。また，効果が予想されたように得られないとき，あるいは副作用が現れたときなどに，服薬拒否や治療中断に容易につながることも予想される。薬物の投与を開始するにあたり，予想される効果とその発現時期および予想される副作用について患者の不安を煽ることなく説明する。初回の処方にあたっては，頻度の高い副作用と稀ながら深刻な事態になり得る副作用の初期症状とをまず伝え，診察の回をおって徐々にその他の副作用が現れていないかを確認する。病的に心気的な場合を除き，副作用の説明をしても患者のアドヒアランスは低下しない。患者が副作用について理解していると，患者の協力を得てより安全に治療を進めることができる。仮に予期できない副作用が現れても，初期の段階で電話報告することを指示しておくと深刻な事態に至らないですむ。

　うつ病の診断に際しては，下位分類，なかでも双極性うつ病と大うつ病性障害（単極性障害）とを注意深い問診から判別する。軽躁病相の既往の確認は慎重に行う。うつ病相にあるときには，過去の軽躁病相を思い出すことは難

しい。寛解期にあっても，かなり以前の病相を記憶していることは少ない。尋ねるときには，「普段より元気で，短時間睡眠でもやれた」，「気が大きくなって無駄遣いしすぎた。普段なら言わない失言を平気でしてしまった」，「軽はずみな行動が続いた」などのように，行動の変化を聞くと思い出しやすい。できれば，同じ質問を患者をよく知っている家族にもして確認しておくのがよい。双極性うつ病は，単極性うつ病に比較して，発症年齢が低い，病相数が多い，身体症状の訴えが少なく，精神運動制止が目立つ傾向がある（川嵜弘詔，2007）。また自然経過に流されやすく，遷延したり逆に躁転したりと，抗うつ薬の効果が大うつ病ほどには明確ではない。一方で，気分安定薬の効果増強作用を期待できる。単極性障害であっても，過去の病相回数が多い場合，あるいは今回病相が既に慢性化している場合には治療反応性が悪いことが多い。

　次にうつ病の症候学的特徴を見極めることが大切である。非定型うつ病であればMAO阻害薬[注3]が候補となる。後述するように（196頁以降），児童思春期のうつ病と老年期のうつ病は，典型的な中高年のうつ病と異なる特徴をもち，それらの治療もまた特別な注意が必要である。また精神病症状を伴ううつ病ならば抗精神病薬との併用がより有効である。

　抗うつ薬の選択に際しては，不安・焦燥，希死念慮の強さなどの病像の特徴，患者の年齢，入院か外来か，併存する身体疾患・精神疾患，併用薬（併用禁忌と相互作用の判断），既往病相あるいは家族のうつ病に効果のあった薬物，これまでに投与された薬物の副作用の程度，心理社会的環境の変化（減量時期の決定に際して）などを評価する。日本うつ病学会の治療ガイドラインが推奨するファースト・チョイスがSSRIs/SNRIsであるとしても，10年前のうつ病相がクロミプラミンによって速やかに良くなった既往歴のある患者であれば，第一選択にクロミプラミンを使うのが理にかなっている。

　軽症の大うつ病に対する抗うつ薬の有効性に関しては，これを否定する論文と肯定する論文があり，日本うつ病学会のガイドラインでも，リスクとベネフィットを評価して抗うつ薬の使用を検討するとある。例えば，休養・勤

務制限がとれる，環境調整ができる，精神療法で楽になる，などのような場合，これらの非薬物療法を優先させることもある。睡眠薬より睡眠の改善をもたらすことで体調の回復をみる場合もある。この場合，睡眠薬は短期間の使用を前提とし，患者にもそのことを伝えておくと依存を予防しやすい。

　中等症のうつ病ではSSRIs/SNRIsで治療を開始する。効果が不十分な場合，原則としてもう一剤のSSRIs/SNRIsへと漸増漸減してスイッチする。これが不成功の場合には増強療法（186頁）を行うかTCAsを試みる。

　うつ病が重症であれば，初期からTCAs（ノルトリプチリン，クロミプラミン，プロチアデンが多い）を処方し，効果が不十分な場合には増強療法を試みる。さらに無効である場合には事態の切迫度にもよるがECTを考慮する。

　初回投与量は，予想される最終治療量（通常は「使用上の注意」にある最大推奨量）の1/3〜1/4量から始め，副作用が強く現れない場合には2〜4日毎に増量し，10〜14日で最終治療量にまで上げていく。これは入院では可能なスケジュールである。しかし外来治療で頻回に診察できない事情がある場合，次の受診を待って増量していると有効量を服用できるようになるまで無駄な時間がかかってしまう。このようなときに私は，上記の漸増スケジュールを患者と家族に図解し，自覚される副作用を基準に患者の判断でゆっくりと服用量を上げてもらうことにしている。ただしこの方法は，①うつ病が重篤でない，②患者が副作用と服用スケジュールを理解できる，③家族のサポートが得られるなど，安全に増量できる条件が整っている場合に限られる。また，副作用症状を自覚して服用量の増減の判断に迷う場合には連絡をするように指示しておく。

　副作用では，投与初期の精神症状の不安定化（アクチベーション症候群）と循環器系の副作用（特に不整脈と起立性低血圧）の予防・早期発見が何よりも大切である。不整脈については問診，脈診やECGで注意する。起立性低血圧は転倒や骨折など重大な有害事象を招く可能性の高い副作用である。SSRIs/SNRIsが登場してから以前ほどには問題にならなくなったが，それだけにTCAsを使用する際にうっかりして注意を怠りやすくなっている。立ちくら

みの有無を確認すること，そして少しでも症状を認めるときには臥位と立位との血圧変動をチェックする。

高齢者では，初回投与量および最終治療量ともに成人の場合の1/2～1/3量が良い。高齢者では半減期が延長しているので，定常状態に達するのにより長い時間を要する。したがって，抗うつ効果の発現が遅れたり，治療初期にみられなかった副作用が遅れて現れる可能性がある。

不眠，不安，焦燥，あるいは自殺念慮を伴ううつ病の治療では，抗うつ薬が効果を十分に現すまでの治療初期に，ベンゾジアゼピン系薬物や少量の非定型抗精神病薬の併用が必要になるかも知れない。ただし，ベンゾジアゼピン系薬物には弱いながらも依存性があり，常用量依存の問題が指摘されている。うつ病が改善したならば，併用薬の継続投与が必要かどうかを評価し，漫然と投与することは避けるべきである。ベンゾジアゼピン系薬物はうつ病が改善したならば，早期に減量・中止する薬物であることを処方にあたって患者に伝えておくと中止しやすい。

抗うつ薬の作用発現時期は一般に3～4週間と言われる。しかし治験などで厳密に評価すると，治療開始後1～2週間目に既にプラセボとの間に有意差が認められる。抗うつ薬の効果は従来思われていたよりも早期に現れるものである。したがって十分量と思える抗うつ薬を投与し，4～6週が過ぎても抗うつ効果が現れない場合には，うつ病の診断，薬物療法，心理社会的要因について再度あらためて検討する（第7章表6――160頁）。以下にその要点を述べる。

A．薬物反応を悪くする因子

併存する精神疾患（comorbidity），例えばアルコール乱用・依存症，物質乱用・依存症，不安障害，発達障害そしてパーソナリティ障害，脳器質疾患や身体疾患などを評価する。併存する精神疾患はうつ病の治療を困難なものとする。症状の改善までに時間がかかり，その改善の程度も劣る。例えば，不安障害が併存している患者は，抗うつ薬の副作用に特に敏感で服薬中断の可能性が高いかもしれない。副作用を苦にして抗うつ効果が現れない場合も稀

ながらある。

　うつ病の治療反応性に深くかかわっているのが病前性格であり，発症状況の一因をなしていることが多い。依存性格，不安定な性格，神経症的な性格は治療反応性が不良である（Joyce, 1994）。ただしパーソナリティ障害の診断を安易に下さないようにすることが大切で，ひとたび診断をつけると，抗うつ薬療法に積極的な姿勢で向かわなくなるからである。うつ病の急性期には，パーソナリティ障害として認められがちな行動が観察されることがしばしばある。例えば，うつ病では防衛が弱まり依存的で未熟なあるいは強迫的な行動が現れやすい。また焦燥や激越にもとづく行動は境界性パーソナリティ障害や反社会性パーソナリティ障害として誤診されやすい。

　同様に診断に注意を払うべきなのが，飲酒の問題である。アルコール摂取量が，うつ病相で増えたり（逆に躁病相で増えたり）する患者が，ひとたび寛解すると飲酒量をコントロールできることがよくある。アルコールは病像を複雑にし，治療経過が難治になることが多いので，うつ病の治療中は飲酒を控えるように指導する。うつ病相が寛解してからも飲酒による問題行動を起こすようであれば，アルコール治療を優先させないと早晩うつ病が再発する。

　治療反応性の悪いうつ病あるいは典型的でないうつ病に，内分泌・代謝疾患が隠れていることは少なくない。なかでも準臨床的な甲状腺機能低下をみることは多い。しかしながら，この軽度の機能低下がうつ病とどの程度関係するのかについては一致した見解に達していないようである（Aronson, 1996）。機能低下が疑われるならば，抗うつ効果増強の手段に，甲状腺機能を低下させる可能性のあるリチウムの使用を避け，甲状腺ホルモンを選ぶのが理にかなっていると言えよう。

　身体疾患のなかでも，近年特に問題となることが多くなってきているのが加齢に伴う脳器質性変化であろう。神経変性疾患は言うまでもなく，無症候性脳梗塞が，その病像や治療経過（特に副作用の易出現性）に及ぼす影響は大きい。一般に難治であることが多いので，高齢者のうつ病については別項を設けて後述する（196頁以下）。

B．精神療法的配慮

　多くの精神科医がそうであるように，私も特別な精神療法を専門としてはいないが，少なくとも力動精神療法，森田療法，認知療法，行動療法の基本的な知識は，それらが必要とされる場面で応用するようにしている。病棟で主治医をする場合にはさらにグループ療法の知識は欠かせない。治療を滞らせる問題に，力動的説明が上手くいくときがあれば，認知療法が上手くいくときがある。患者にもよるし，問題の性質にもよる。

　夫婦間の不和，ギャンブル，借金，恋愛問題など，患者が主治医にも伝えたがらない情報がある。夫婦関係が悪く，帰宅後あるいは週末に自宅でゆっくりと静養できないことが不十分なうつ病治療につながったり，借金の悩みを一人で抱えていて解決の方法が見つからずにうつ病が遷延していたりすることがある。うつ病の夫が易怒的になり妻に対して暴力的になったり，逆にうつ病の妻が家事を十分にできなくなり夫から強く叱責されたりして，うつ病のために夫婦関係が悪化することがある。また母親のうつ病は乳幼児の養育怠慢や虐待に結びつくことがある。家族内の人間関係にも目を配り，支持的精神療法のなかで取り上げていく必要がある。

　家族の理解と協力を得ることは，全治療期間を通して欠かせない重要なことである。アドヒアランスを高める意味ばかりでなく，急性期症状の改善や再発予防の上でも大切である。"うつ病は疾患である"という理解を家族がもてないと，患者をしかったり，責めたり，冷たくあしらったり，逆にまた極端に不安になり患者にべったりと寄り添ってしまう。このような表出感情（expressed emotion；EE）の高い家族を high-EE の家族という[注4]。

C．抗うつ薬の切り替えと抗うつ効果増強療法

　抗うつ薬を，十分量，十分期間使用しても，効果がみられない場合，作用機序の異なる抗うつ薬へ切り替えるか，抗うつ効果増強療法を選択する。一般に，第一選択した抗うつ薬にほとんど効果がみられない場合には，あらたな抗うつ薬に切り替える。ある程度の効果はみられるが，なかなか寛解には至らない，という場合には，増強療法を選択する。重症うつ病の場合には

ECTを考慮する。抗うつ薬の変更を選択するならば，SSRIs/SNRIsからTCAsあるいはその逆への変更など，作用機序の異なる薬剤の選択が推奨されている。SSRIsもSNRIsも共通する作用機序で括られる抗うつ薬であるが，それぞれの薬理作用には相違もあるので，SSRIs内での薬剤の切り替えが効果的なことがある。

　適切な抗うつ薬療法にもかかわらず改善しない大うつ病は20～30％を占めると言われる。抗うつ効果増強療法とは，抗うつ薬にリチウムやトリヨードサイロニン（T_3）を併用することで抗うつ効果を増強しようとする試みである。標準的な使用量は，リチウムは1日量が600～1200 mgであり血中濃度で0.6～1.0 mEq/Lを維持する。チラージンSでは，1日量が50～200 μgであり，T_3，T_4が中毒域に入らないように血中濃度をモニターする。

　より一般的に行われているのが，リチウム併用による抗うつ薬の増強療法であろう。初期の報告によれば，抗うつ薬に反応しなかった8名のうつ病患者が皆リチウム併用投与後48時間以内に改善したという（de Montignyら，1981）。しかし，その後行われた二重盲検試験の結果はまちまちであり，リチウムの増強効果は2～4週間で現れるとする報告もある。Bauerら（1999）が行ったメタ解析では，リチウム群で12.5～62.5％が反応し，プラセボ群では0～25％であった。オッズ比は3.31（1.46～7.53）であり，600～800 mg/日で投与期間が1週間の試験において治療効果が認められている。

　Aronsonら（1996）の報告では，T_3の併用療法（反応率57％）でプラセボ対照群（32％）の倍近い改善がみられた。使用されたT_3の量は，25～50 μg/日，併用期間は7～35日にわたっていた。T_3の増強効果は，うつ病患者でしばしばみられる準臨床的甲状腺機能低下とは関係なく現れるようである。最近の報告では，TCAsに限らず，MAO阻害薬あるいはSSRIsとの併用でも同様の増強効果が認められている。T_4（サイロキシン）とT_3（リオチロニン）の増強効果を比べた報告では，T_3がT_4に有意に優っていた。しかしわが国ではT_3ではなくT_4あるいは甲状腺末が用いられることが多い。T_4あるいは甲状腺末は安全域が広く，T_3に比べて使用しやすいと考えられるため，T_3と同等

に使用してよいだろう。

イミプラミン（少数例ではデシプラミン）を5週間投与し（2.5 mg/kg），ハミルトン値（17項目）が16点以上にとどまった患者を対象にして，T_3（37.5 mg/日），リチウム（900 mg/日）の増強効果を比較した研究では，両者の増強効果はほぼ同等であった。すなわち，ハミルトン値が50％以上改善した率が，T_3群で10/17（59％），リチウム群で9/17（53％），プラセボで3/16（19％）であった。

非定型抗精神病薬は躁病に有効で，米国ではリスペリドンからアリピプラゾールまですべてのSGAで急性躁病に対する適応がFDAにより認可されている。また双極性うつ病に対するオランザピン＋fluoxetine（Symbyax，合剤）[注5]とクエチアピン単剤が認可され，日本ではオランザピン単剤に保険適応が認められた。日本で行われた研究でも，治療抵抗性うつ病に，アリピプラゾール（3〜15 mg/日）の併用で有意な改善が認められ，保険適応が与えられた。

D．改善のモニタリング

急性期の精神運動制止が改善してきたならば，私は行動日記をつけてもらうことが多い（表3）。1日の行動を夜中の12時から24時間にわたり1時間毎に目盛りを入れた横長のコラムに簡潔に埋めてもらう。それを上から下へ1週間にわたり，A4横書きに記入してもらう。毎日の睡眠リズムが一定しているか，日中どのような行動をしているのかがわかりやすい。同時に，主観的な気分や体調の評価を書き加えてもらう。ハミルトンうつ病評価尺度やベック評価尺度に劣らない情報が入手できる。左端のコラムには，その日の行動目標を，右端のコラムには1日が終わっての感想を記入してもらう。行動目標の設定は，（静養中は特に）毎日を無為に過ごすのではなく，制止の改善につながる行動を促すために有効である。次の診察までに達成できそうな短期的目標を設定しておくと，患者は日々の行動目標を作りやすい。また，1行でも日記を書くことは，感情の客観視を促して治癒的に作用する。このA4横書きの行動記録がたまると，振り返って自分がどのような変化を経てきたかを知る貴重な資料ともなる。

表3　生活記録表

～一週間の振り返り～

(2) 治療中期：治療者の negative capability

　ここでは，薬物治療を進めてもなかなか改善がみられない難治な状態への対策を考えてみる。

　うつ病が遷延すると，患者や家族にとり疾病がさらに重荷になり，また時間とともに失うものが増えてくる。抑うつ気分は良くなっているにもかかわらず気力だけが出てこない，ということも少なくない。うつ病の回復過程では，通常でも精神運動制止がもっとも遅れて改善する。なかには，その他の抑うつ症状はほぼ消失したにもかかわらず，精神運動制止だけが遷延することがある。ハミルトン尺度では7点以下で寛解と定義されようとも，自分の好きなことや簡単なことはできるが，仕事や家事は一向にできない。特に高度な知的作業が要求される職場にはなかなか戻れないのである。

　この時期の家族の受け取り方は，「治っているのに怠け癖がついて困る」というものが多い。最近では「新型うつ病」でしょうか，と聞かれることもあ

る。そして無理矢理に仕事へ復帰させようとすることもある。あるいは責任感が強い患者では，長く休んでいることへの罪責感に駆られて，中途半端な状態で社会復帰しようと焦る場合も少なくない。これらの結果，うつ病が増悪し結果として遷延したりしないとも限らない。この時期に，1泊か2泊で旅行に行ってもらうと回復の程度がわかる。帰宅後疲れが強く，具合が悪くなるようなら，回復の途は半ばである。

　薬物反応が予想通りに現れないならば，あらためて第7章の表6（160頁）に掲げた各項目を再評価することが大切である。さらには患者とその周囲の人たちの抱えるフラストレーションや失望感に向けて働きかけ，逆に周囲の人たちからサポートを引き出すための工夫をすることが重要になってくる。

　主治医自身も思うように社会復帰できない患者を目の前にして，自らが抱えるマイナス感情を認識し対処する必要がある。得てして，自らの無力感を抑圧して，期待通りに治らない患者や家族を責めたり，相手の人格のせいにしたり，服薬不遵守や副作用の訴えの多いことをわがままと見なしたりする。訴えられる症状に対して，薬剤の頻回な変更，新しい薬の追加など，とかくあるいは安易な多剤併用療法に走りがちである。その結果，副作用ばかりが現れてその対応に追われ，原疾患はいっそう治りにくいものとなるばかりか，要求が満たされない患者は医師に不信感を抱き，そのような患者を主治医は負担に思い，治療同盟自体が危ういものになる。そして無意識に患者が転院することを望むような言動をとるようになるかもしれない。しかし，他の医師の手に余るとされ紹介されてくる（あるいは自らやってくる）難治のうつ病患者を治療すること以上に難しいことはない。

　この時期の医師－患者関係を安定させるために重要なことは，1回毎の診察に無理して長い時間を割くことではなく，面接時間は短くとも定期的・頻回に相談にのり，転移－逆転移に注意して，支持的精神療法の密度を高めていくことである。

　このとき患者が必要としているものは，「マラソンを伴走してくれる良いパートナー」なのであり，追加の薬剤ではない。疾患が遷延しているとき，

強い心身の負荷が持続的に加わっているとき，他の精神・身体疾患を合併するとき，いかに優れた治療者が，いかに有効なはずの薬物を用いようとも，その効果には自ずと限度がある。

自分が無能であると感じさせられる，解決できない状態を抱えている，そのような宙ぶらりんの気持ちを抱えていられる能力（negative capability）[9]が必要であり，これは精神科医に求められる基本的な能力の一つである。

私は，自分が転勤するときや，患者が転院するときに，苦労した患者にはその後の経過を知らせる年賀状を送ってくれるようにお願いしている。こうして長期経過を知ってみると，難治性のうつ病も長い経過のなかでやがては改善し，患者は社会適応を取り戻せることがわかる。なにが改善のはずみとなるのかわからない。これらの経験は，私に，有効な手が打てなくとも，楽観的でいてよいことを教えてくれる。言葉に出すこともあるが，出さなくても態度はいつも楽観的でいることだ。主治医の楽観的な態度は，患者の不安を和らげ励ますに違いない（ただし，似て非なる注意すべき態度は，「先生は私の苦悩を理解してくれない」と患者に思わせる言動である）。

薬物療法，支持的精神療法，復職へのリハビリテーション，復職支援プログラム，入院，認知療法，対人関係療法，集団認知療法，グループ療法，ECT，家族や職場への働きかけ，リズム調整，運動療法などなど。主治医は，あれかこれかではなく，あの手この手でもって根気よく社会復帰を支援していく。

(3) 治療後期：社会復帰を進める

治療が功を奏して症状の寛解に至ったならば，社会復帰に向けて環境を整え，再発を予防することが新たな治療目標となる。薬物を漸減して中止するか，長期の維持療法に入るかについて，患者と相談する必要がある。後述するエビデンスにもとづく基準も参照する。しかし症例にあたってケースバイケースの決定が必要である。具体的には，不快な副作用，長期の通院や服薬がもたらす負担，再発のリスク，予想される再発病相の重症度，病状悪化の速度，治療反応性，家庭や職場の環境などによりさまざまである。また再発

により患者が失うものの大きさもライフステージで異なる。あるいは合併する身体疾患，患者の生物学的な年齢，妊娠・授乳の可能性なども決定の要因に含まれてくる。主治医が治療を中断できると考えても，患者から長期の継続療法を望む場合も意外に多い。

　身体能力と知的能力のリハビリをさらに強化する。長く静養を必要とした患者では予想以上に能力が低下していることがある。必要なら，医療機関やハローワークが提供している復職リハビリを利用してもらう。

　この時期に注意を要するのは，既に少し触れたように，早すぎる，あるいは急すぎる復帰による失敗である。患者はもとより，受け入れ側の人々の失望と落胆は大きい。復職しようとしたところ，職場から受け入れを拒否（婉曲に）されるような場合もある。あるいは良くなったころを見計らって離婚を迫られる場合もある。患者の失望・落胆が大きいと，この時期の衝動的な自殺企図へと結びつくかもしれない。社会環境は，再発を繰り返す度に患者の回復に不利なものへと変質し，挫折，自信喪失など心理的影響とあいまって，うつ病を難治化へと向かわせる。ここでは医師-患者，周囲のサポートがことさら大切である。精神療法の密度を高め，一時的避難を目的として短期入院してもらうのもよい。

　うつ病は改善したものの職場に対して回避的な気持ちが強く刻まれていて，復帰できないこともある。うつ病に至った職場での経験がトラウマとなり，条件回避反応が生まれている。この場合には，職場環境の調整を試みながら，回避反応に対しては行動療法的治療が必要である。また，傷ついた自尊感情やトラウマへの配慮も必要である。行動を活性化するなかで自己効力感を取り戻すことが重要である。例えば，運動能力や知的スキル（語学や漢字検定など）の向上は，成果が目にみえるので，自己効力感の再獲得に向いている。

　以上のように，いかに社会復帰するかは，患者の第2の人生のスタートにも似て大きな選択をしていくことになる。数多くの，生物-心理-社会的側面にわたる，複合的な事柄について決定を迫られる。私は，治療後期とは，

実は，うつ病治療で最も難しい段階なのではないかと思っている。

(4) 再発予防のための薬物治療

うつ病の長期薬物療法は，"再燃"（relapse）を予防するための継続療法と，"再発"（recurrence）を未然に防ぐための維持療法とに分けて考えるのが一般的になりつつある（Thase, 1992）。

再燃とは，例えば治療の早期中断などのために，症状学的には寛解（remission）していても，病相（病的過程）が終了していないために，治療中断により症状が悪化する場合と定義される。一方，再発とは治療中の病相から回復（recovery）した後に新たな病相が出現することを意味する。したがって，継続療法はすべてのうつ病相を対象として，また維持療法は一部の再発を繰り返すうつ病を対象として行われる。ただしこの区別はあくまでも概念的，恣意的なものであり，病相が終了しているか否か，すなわち再燃と再発を生物学的に厳密に区別することはできない。

ハミルトン値で50％改善したときに改善（response）とし，また総点で7点以下に至った場合に寛解と定義する。回復は寛解が維持できた場合である。ただしこの機械的な定義は，環境への再適応をいう視点を含んでいないという問題がある。休職して回復したようにみえて，職場へ復帰したら再発したという例は多い。社会的機能の評価が難しいのであって，これを加えなければ，これらの定義は臨床的には有用ではない。

A．継続療法（continuation therapy）

継続治療の期間についてほぼ一致した見解が出されている。古くは，NIMH/NIH（1985）が，単極性うつ病からの回復後4～6ヵ月間は再燃率が高く，それ以降は低下する，との見解を報告している。WHOのコンセンサス（1989）には，維持期間を6ヵ月として，抗うつ薬中断後もさらに6ヵ月間の経過観察が必要である，と記されている。APA報告（1993），CINP（国際神経精神薬理学会議）報告（1993）には，抗うつ薬に反応してからさらに4～6ヵ月間投薬を続けるのがよい，とある。病相期間が長いうつ病ほど，より長い継続

期間を必要とするという意見もある．投与量を減量すると維持効果が劣るとされるので，原則として，急性期に効果のあった抗うつ薬を同量用いて治療する．

私は，病前の状態に復帰して少なくとも6ヵ月の間再燃のないことを確かめた後に，4週間以上かけて徐々に減量し，中止することにしている．そして，抗うつ薬の服用を中止しても，1～2ヵ月診察に来てもらうようにしている．そして，診療を終了する際にも，不眠，強い倦怠感，食欲の低下，悲観的な思考など，再発の初期徴候（患者により異なる）について説明し，再燃が疑われるときには早く受診することを強調している．

B．維持療法（maintenance therapy）

易再発性のうつ病を対象として，4～6ヵ月の継続療法後に，さらに2～3年にわたる長期の維持療法が有効であることが示されている．一般に抗うつ薬には再発予防効果があると考えられるので，継続療法に効果のあった抗うつ薬を同量で維持療法に用いる．

NIMH/NIH報告（1985）では病相の寛解後2年間は再発する可能性が高いと注意を促している．WHO報告（1989）では，急性期症状の改善後2年間にわたり寛解が続き，患者が望むのであれば，維持療法を中断してもよいだろうとしている．APA報告（1993）には，大うつ病患者の50ないし85％は少なくとも1回の再発を経験し，その多くは急性期症状の改善後2ないし3年間に起こる，とある．CINP報告（1993）では，過去5年間に2回以上の病相をもつ場合には維持療法の適応であるとしているが，具体的な期間には言及していない．

実際には，過去の病相数，頻度，副作用を含めた薬物反応性，再発の危険因子などに顕著な多様性がある．しかも，再発は急速に来るのか徐々に来るのか，たとえ再発したとしても症状は軽度なのか，精神病症状が現れやすいのか，あるいは自殺の可能性が高いのか，長期治療に伴う服薬や副作用の煩わしさ，経済的，時間的コストも維持療法を行うかどうかについても検討しなければならない．

維持療法の中断後に無投薬での追加観察期を設けるかどうかも判断すべきである。通院を完全に中止するのであれば，患者および家族には再発の初期徴候を十分に説明し，必要があればただちに再受診するように伝えるべきであろう。Kupfer D ら（1989）は，再発に対してただちに治療的に介入するならば，再発病相の期間を過去の病相期間より平均4～5ヵ月間短縮できることを示した。すなわち，いかに早期に治療的介入ができるか（早期に治療的介入できる状況にあるか），が再発病相の期間短縮のために重要である。再発の初期徴候として，私は，不眠，倦怠感のような身体症状に注意するように患者に伝えている。

C．リチウムの再発予防効果

単極性うつ病の再発予防にリチウムが有効であること，リチウムとイミプラミンとの併用療法がそれぞれの単剤より有効であることがメタアナリシスにより示されている。抗うつ薬の単剤投与で予防効果が十分に得られない症例にはリチウムの併用療法を試みる価値はある。バルプロ酸，カルバマゼピン、ラモトリギンなどの気分安定薬についても今後さらに詳しい検討が加えられるべきであろう。

(5) 特別な配慮が必要なうつ病エピソード

A．精神病症状を伴ううつ病

精神病性うつ病の自然寛解率は極端に低く，プラセボ反応率はほぼ0に近いうえ，精神療法への反応も望めない。その上，精神病症状を伴わないうつ病では治療反応率が40～80％に達する TCAs の場合にも，精神病性うつ病では0～46％に低下する。イミプラミンを350 mg/日にまで増量した研究においても精神病性うつ病の改善率は変わらなかった。17名の精神病性うつ病患者にデシプラミンを500 mg/日まで増量した研究がある。7名がこの極端な量に耐えることができたものの，反応したのは4名に過ぎなかったという。一方で，アミトリプチリン，イミプラミンの使用により精神病性うつ病の悪化をみたという報告もある。このように，抗うつ薬の高用量を用いた治療は，

ベネフィットがリスクを十分上回っているとは言いがたい。

これに反して、抗精神病薬を用いて治療した場合には、単独でも19〜48%が改善する。最も有効率が高い薬物療法は抗精神病薬と抗うつ薬の併用である（Cochrane Database Sys Rev 2013 Nov26, 11：CD004044）。この併用療法では平均70〜80%（ECTでの90%）の改善率が期待できる。

アモキサピンと代謝物の7-OH-アモキサピンは比較的強い抗D_2受容体阻害作用を有しているので、精神病性うつ病の治療に試されてきた。それによると、二重盲検試験でアモキサピン400 mg/日（改善率82%）は、アミトリプチリン（200 mg/日）とパーフェナジン（32 mg/日）の併用療法（改善率86%）と同等であった。ただし高度改善率においては、併用療法（約80%）がアモキサピン（50〜70%）を上回っていた。私の経験ではアモキサピンの抗精神病効果はさほど印象的ではない。

再発予防のための、回復後少なくとも1年間は抗精神病薬を続けることを勧める報告もある。若年発症で精神病症状を伴う場合、将来躁転する率も高いと言われている。

B．児童・思春期のうつ病

思春期青年期の大うつ病に対しては、TCAsあるいはSSRIs/SNRIsの有効性が明確には示されていない。唯一fluoxetineでプラセボより有効であったと報告されているに過ぎない。その一方で、抗うつ薬を用いることによる自殺関連行動の増加の危険性は広く知られている。服薬が不規則になりがちな思春期青年期例では、やはり投与は避けるべきであるという意見もある。一方、無作為比較試験で有効性は証明されてはいないものの、思春期青年期のうつ病にSSRIが高い有効性を示すという児童思春期の専門家の意見も少なくない。この時期のうつ病は、併存疾患が多い上に、うつ病自体の診断が年齢の低下につれて難しくなる。

C．高齢者のうつ病

加齢による薬物代謝能の低下、脳器質疾患や身体疾患の併存、全身状態が衰弱しやすい等の理由で、高齢者のうつ病は薬物療法が難しいことがあり、

その効果にも自ずと限界がある。難治のうつ状態が，やがて認知症の前駆症状だったとわかる場合も少なくない。

　副作用のために十分な量まで増量できずに終わることが多く，副作用が現れると病像が混沌としてしまう。このような場合 ECT を考慮すべきである。薬物で中途半端に改善すると，ECT 施行の決断が鈍ってしまい，何年もにわたり病気が遷延することがある。

　不完全寛解を老化による機能低下と誤解しないことが大切である。速やかな改善が得られないようなら，入院治療を積極的に考慮する。高齢者のうつ病では，治療がうまくいっても，その回復は比較的ゆっくりしたものである。

　全身衰弱や合併症の悪化が進行するときなど，ECT が救命的な治療効果をもたらす。ただし高齢者では ECT 施行後にせん妄を起こしやすい。サイン波刺激ではなく，できるだけ矩形波刺激装置を用いて，しかも劣位半球の片側刺激で開始する。そして施行間隔を長く取る（例えば週に 1 回）。それでもせん妄が避けられないこともある。

注

〔注1〕　セロトニンは，摂食行動，体温調節，血圧調節，睡眠覚醒調節に関わっている中枢神経伝達物質である。精神医学の領域では，幻覚・妄想，衝動性，気分障害，不安障害，強迫性障害，摂食障害などの神経生物学的な病態に関与していると考えられている。セロトニン神経系がこのように多種多様な機能を有していることは一見不思議な現象のように思われるかもしれないが，これは脳の進化につれ，この神経系が高度に分化・発達し，多種の脳活動に利用された結果なのだろう。逆にみれば，各々の脳活動はセロトニン神経に全面的には依存していないであろうと推定される。

　　うつ病の病態に中枢セロトニン神経系が密接に関与していると言われるのは主に以下の理由による。一つは，イミプラミンをはじめとする三環系抗うつ薬の多くがセロトニン取り込み阻害作用をもち，逆にうつ病を引き起こすレセルピンが中枢セロトニンを枯渇させるという薬理学的な証拠である。さらにこれらの薬理学的事実と合致して，うつ病で自殺した患者の脳内あるいは脳脊髄液でのセロトニン・レベルが低下していたとの臨床生化学的な結果が報告されている。セロトニンと並んで，うつ病の病態と関係が深いと推定されている伝達物質にノルエピネフリンがある。ドーパミンは難治性の制止を伴ううつ病や双極性うつ病に関わっているらしい。うつ病の成因にどの伝達物質がどのように関与しているか，という疑問は，やがて薬物開発のストラテ

ジーにおいてはそれぞれの伝達物質へより選択的な再取り込み阻害作用をもつ抗うつ薬の合成・開発を促した．しかし今日，セロトニン，ノルアドレナリン，ドーパミンのネットワークは相互に連動し合うことがわかってきた．うつ病の神経伝達障害はかつてのように単純には説明できない．

〔注2〕 薬物療法によっても改善しない精神病性うつ病の決め手となる治療はECTである．ECTにより精神病性うつ病の約90％が改善し，しかも薬物抵抗性患者の70～80％が改善する．薬物による副作用（特に心毒性，中枢毒性のリスク）がベネフィットを上回ると判断されるとき，身体合併症の悪化や全身状態の衰弱傾向が著しいとき，希死念慮が切迫しているときなどには，ECTが第一選択となる場合もある．

〔注3〕 日本ではパーキンソン病の治療薬としてセレギリンがある．

〔注4〕 統合失調症の場合と同様に，うつ病とEEとの関連についても検討が加えられている．うつ病患者を退院後から9ヵ月間追跡したところ，high-EEの家族では59％が再発し，low-EEの家族より有意に再発率が高かった（Hooleyら，1986）．また，双極性障害において，high-EEが再発に有意な影響を与えており，low-EEの環境のほうがリチウムの予防効果より高い傾向があったという報告がある．

〔注5〕 fluoxetineを最大用量60 mg/日まで投与しても改善がみられなかった28名の治療抵抗性大うつ病を対象として，オランザピン＋プラセボ，fluoxetine＋プラセボ，およびオランザピン＋fluoxetine（OFC）の3群からなる8週間の比較試験が行われており，OFC群が他の群と比較して有意に効果的であった（Sheltonら，2001）．しかしながら，Sheltonら（2005）が，SSRIもしくはノルトリプチリン治療抵抗性大うつ病を対象とした大規模なオープン試験（対象患者数500名）において，OFC，オランザピン，fluoxetine，およびノルトリプチリンの効果を比較した結果では，8週の終了時点では単剤治療群に対するOFC群の優越性は再現されなかった（黒木俊秀，2007）．

Citalopram単剤治療（4～6週，オープン）による非反応例386名（部分反応例も含む）に対してリスペリドン（0.25～1 mg/日）追加による増強療法（4～6週，オープン）は63％に有効であった（Rapaportら，2006）．

文　献

(1) Baldwin RC（鈴木映二・藤澤大介・大野裕訳）：高齢者うつ病診療のガイドライン．南江堂，2002.
(2) Bauer M, et al.（山田和男訳）：単極性うつ病性障害の生物学的治療ガイドライン．星和書店，2002.
(3) 樋口輝彦・小山司・神庭重信：臨床精神薬理ハンドブック．医学書院，2003.
(4) 上島国利：気分障害治療ガイドライン，医学書院，2004.
(5) 神庭重信担当編集：気分障害の診療学——初診から治療終了まで．松下正明総編集，新世紀の精神科治療，中山書店，2004.
(6) 神庭重信ほか：うつ病の長期薬物療法——再発予防への対応．精神経誌 96：396-404,

1994.
(7) 神庭重信・坂元薫・樋口輝彦：気分障害の臨床──エビデンスと経験．星和書店，1999.
(8) 神庭重信・山田和男・八木剛平監訳：カプラン精神科薬物ハンドブック第2版．メディカル・サイエンス・インターナショナル，2003.
(9) 森山成彬：創造行為と negative capability．臨床精神医学増刊号：191-195，2001.
(10) 本橋伸高：気分障害の薬物治療アルゴリズム．じほう，2005.
(11) 日本うつ病学会治療ガイドラインⅡ．大うつ病性障害　2012.
　　　http://www.secretariat.ne.jp/jsmd/mood_disorder/img/120726.pdf
(12) Sartorius N, et al.：Antidepressant Medication in the Treatment of Depressive Disorders：A Technical Review of Evidence by a Task Force of the CINP, 2007.

第9章

うつ病の生物学
―― モノアミン仮説を越えた展開 ――

はじめに

　うつ病の生物学的研究は，モノアミン仮説を越えて新たな探究が進められている。本章では，近年注目されている四つの研究領域を紹介した上で，うつ病の生物学的研究が今なお抱えている問題を考察する。なお，生物学的研究は，生化学，分子生物学，生理学などの基礎的知識を必要とするが，ここでは専門領域の細部に入り込むことをさけ，研究の流れを紹介するに止めたいと思う。生化学や生理学の詳細を知りたい読者は章末に挙げた参考文献（さらに知りたい方のために）で調べていただきたい。

　従来うつ病は機能的な疾患と考えられてきたが，第1節「ストレスは海馬を傷害する」では，うつ病では細胞レベルで神経に微細な傷害が起きているのではないかという仮説が有力視されていること，そして抗うつ薬は神経維持因子（BDNF）の産生や神経新生を促進し，その結果神経傷害を修復することで抗うつ効果を現すのではないかと推定されていることなどを紹介する。

　第2節ではうつ病のサイトカイン仮説を紹介する。従来，うつ病患者の末梢血や脳脊髄液で，サイトカインの高値を含むさまざまな免疫系の異常が報告されてきた。また身体疾患へのインターフェロン療法では，高率にうつ病が発症する。これらは，うつ病の病態に免疫が関与していることを示唆するものである。

うつ病の発症に養育怠慢や虐待などの養育環境が関与することは周知の事実である。第3節では，発達期の環境の影響が，特定の脳部位で，特定の遺伝子にエピジェネティックな変化を生むことを紹介し，加えてうつ病の病態で注目されているBDNF遺伝子のエピジェネティック修飾を観察したいくつかの研究に触れる。続く第4節で紹介するのは，大うつ病の分子遺伝学的研究と遺伝子－環境相互作用研究である。

1　ストレスは海馬を傷害する

　周知のように，ストレスを受けると視床下部からのコルチコトロピン放出ホルモン（CRH）分泌が増加する。CRHは下垂体門脈系を介して下垂体前葉からのACTH放出を促し，これが外胚葉由来である副腎皮質からのグルココルチコイド分泌を促す。血液中に分泌されたグルココルチコイドは，海馬に分布するグルココルチコイド受容体に結合し，生理的レベルにおいては，視床下部からのCRH分泌を抑制するというネガティブフィードバック作用を発揮する。海馬は記憶の中枢としてよく知られているが，HPA（Hypothalamic-Pituitary-Adrenal）系の末梢からのフィードバック中枢でもある。

　しかしストレスが過剰な場合や長期に持続する場合には，グルココルチコイドの上昇が遷延し，その結果，海馬，特にCA3領域のニューロンが傷害される[19]。またグルココルチコイドの上昇は，海馬におけるBDNF（brain-derived neurotrophic factor）の減少および神経新生の抑制を引き起こすことも知られている[19]。海馬に起こるこれらの変化は，HPA系への抑制入力を減弱させ，グルココルチコイド分泌をさらに亢進させ，これにより海馬がさらに傷害されるという悪循環を導くのではないかと考えられている。

　このようなHPA系の亢進およびネガティブフィードバック機構の障害は，うつ病患者の約半数にみられると言われる[19]。具体的な現象としては，脳脊髄液中のCRH濃度の増加，CRH刺激によるACTH分泌反応の平板化，

デキサメサゾン抑制試験における非抑制化，下垂体・副腎の肥大，グルココルチコイド受容体（GR）の感受性低下などが報告されている[19][27]。デキサメサゾン投与後にCRH刺激試験を行うデキサメサゾンCRH試験は，従来のデキサメサゾン抑制試験よりもうつ病の感受性および特異性が高いとされる。かつて我々も，多施設共同研究を進め，デキサメサゾンによる抑制がstate-dependentな変化であり，ECT治療を受けると顕著な改善が認められることを報告した[14]。

　うつ病で海馬が傷害されるのであれば，抗うつ薬やECTには，なんらかの神経修復作用が認められるのではないか。このような視点から，抗うつ薬のHPA系における効果，とりわけ海馬に及ぼす神経可塑的効果が近年さかんに研究されるようになり[20][27]，イミプラミン，アミトリプチリンなどの三環系抗うつ薬の慢性投与により，ラットの海馬，視床下部におけるGR発現が，mRNA，タンパク質の両レベルで増加することが多数報告されてきた[20]。しかしながらfluoxetine，シタロプラムなどのSSRIはGR発現に対して影響せず，その理由も不明のままである[20][27]。

　また，神経維持因子BDNFについても，うつ病との関連で多くの研究が行われてきた。海馬，大脳皮質では抗うつ薬の慢性投与によって，後シナプス側にあるセロトニンおよびノルアドレナリン受容体を介してcAMPカスケードやCa^{2+}依存性カスケード，mitogen-activated protein kinase（MAPK）カスケードといった細胞内シグナル伝達系が活性化される。その結果，転写因子の一つであるcAMP response element binding protein（CREB）およびその活性型であるリン酸化CREBが増加し[4]，BDNFおよびその受容体であるtyrosine kinase B（trkB）双方のmRNAの発現が増加することが明らかにされている[4]。うつ病モデルとされているラットの強制水泳試験および学習性無力試験において，BDNF自体が，脳内への直接投与時に，抗うつ薬と同様に，無動時間を短縮する[26]。また未治療うつ病患者では，血清BDNFが健常者に比べ減少しているが，抗うつ薬で治療中のうつ病患者のそれは健常者と同レベルであるという報告がある[6]。これらのことから，うつ病の病態，さら

には抗うつ薬の作用発現にBDNFが関与していることが示唆される。

　また，海馬の神経新生を対象とした研究も進められている。古典的には，成体脳では新たに神経細胞は作られないと信じられていたが，少なくとも海馬歯状回の顆粒細胞下や脳室上衣下などの特定領域では，成体脳でも神経が新たに生まれていることが明らかにされた[5]。この現象を神経新生という。抗うつ薬の慢性投与により，成体ラットの海馬における神経新生が促進されることも明らかにされた[4)(16]。Santarelliらは，セロトニン受容体のサブタイプである5-HT$_{1A}$のノックアウトマウスではfluoxetineを慢性投与しても海馬神経新生および抗うつ効果が出現しなかったこと，さらにはX線照射によってマウスの海馬神経新生を阻害するとfluoxetineやイミプラミンを慢性投与してもその効果が出現しなかったことから，抗うつ薬の効果発現には海馬神経新生が必要であると述べている[22]。また神経新生は種々の神経維持因子によって調節されているが，遺伝子操作でBDNFを約50％減少させたヘテロマウスでは，海馬神経新生が野生型に比べ有意に減少し，歯状回の容積も減少していたという報告がある[6]。これらのことから，抗うつ薬の作用機序に海馬での神経新生の増加が関与しており，BDNFがそこに介在している可能性が示唆されている。

　これらの薬理作用の結果，海馬機能が修復され，グルココルチコイドによるHPA系へのネガティブフィードバックが増強され，HPA系機能が正常化されることが示唆される。しかしこのことが，うつ病の回復にどの程度本質的な現象なのかは未知である。それ以前に，海馬とうつ病の精神症状との対応が十分にうまく説明できていない。海馬以外にも，うつ病患者では前頭葉や帯状回などで器質変化が認められている。またうつ病には情動システム系である基底核，皮質，視床下部，辺縁系などの脳部位が関わっているに違いない。海馬で詳細に調べられているこれらの現象と，うつ病のさまざまな症状と関連するであろう他の脳部位での変化との関係を浮き彫りにすることが今後の大きな課題であろう。

2　うつ病のサイトカイン仮説

　炎症性サイトカインとうつ病との関連が示唆されている[7][20][27]。例えば，臨床においてC型肝炎などの治療に使われるIFN-α (interferon-α)や転移癌の治療に使われるIL-2 (interleukin-2)がしばしば抑うつ症状を引き起こす。感染時に末梢の免疫細胞で作られた種々の炎症性サイトカインが中枢神経系に作用すると，食欲不振，睡眠障害，意欲減退，といったうつ病と共通した症状，いわゆるsickness behaviorが出現する。またうつ病患者の血中で炎症性サイトカインが高値を示すことが報告されている[23]。したがってサイトカインの動物への投与によって生じるsickness behaviorは，インフルエンザ罹患後によく起こる抑うつ状態の恰好のモデルとなっている。

　一方，動物実験では，ラットに拘束ストレスを与えたときに脳内IL-1が増加することから[24][25]，ストレス応答とサイトカインの関連が古くから注目されていた。最近の研究では，うつ病モデルの一つであるchronic mild stressを負荷したマウスでは，IL-1，IL-2の上昇がみられ，イミプラミンを慢性投与しておくと，IL-1，IL-2の上昇は消失し，それに伴い抑うつ症状の一つとされている快感消失も改善したと報告されている[23]。

　IFN-α，IFN-γ，TNF-α (tumor necrosis factor-α)といった炎症性サイトカインは，セロトニンの前駆物質であるトリプトファンをキヌレニンに分解するindoleamine 2,3-dioxygenase (IDO)を活性化し，結果的にセロトニンを減少させる[2][23][33]。またこれらの炎症性サイトカインはセロトニン・トランスポーターを活性化し，シナプス間隙のセロトニンを減少させる[33]。

　さらにIL-1βをラットに全身投与すると海馬においてBDNFのmRNA発現が減少すること[15]，IFNの投与でラット海馬神経新生が抑制されることが報告されている[9]。炎症性サイトカインは潜在的にHPA系を亢進させる[23]ことも，前節に述べたうつ病の病因仮説と一致している。

　イミプラミン，マプロチリン（四環系抗うつ薬），フルボキサミン（SSRI）な

どタイプの異なる抗うつ薬の慢性投与によってラット脳内でのIL-1受容体アンタゴニスト（IL-1ra；IL-1 receptor antagonist）のmRNA発現が増加する[29]ことや，ラットの学習性無力試験でIL-1raが抗うつ効果をもつことが報告されており，IL-1受容体の抑制が抗うつ作用につながるのではないかと注目されている[27]。また in vitro 作用機序研究では，イミプラミン，クロミプラミンなどの三環系抗うつ薬が，グラム陰性菌の細胞膜成分であるリポポリサッカライド（LPS）で刺激されたヒト単球が産生するTNF-α, IL-6, IL-1βを抑制することが報告されている[2]。

以上のことを考え合わせると，炎症性サイトカインの過剰産生が，セロトニン低下，神経維持因子の低下，神経新生の抑制を生み，うつ病を起こすと推定することができる。うつ病や統合失調症では，大脳皮質のグリアの異常が多数報告されている[3]。しかも中枢神経系でのサイトカインの主たる産生細胞はミクログリアであるため，ミクログリアの障害がサイトカイン産生の亢進につながっている可能性が推測される。

3　遺伝子と環境に介在するエピゲノム

遺伝子の塩基配列の変化を伴わないで遺伝子発現を長期にわたり変化させる機序が発見された。この現象を扱う研究領域がエピジェネティクスである。その代表的なメカニズムが，DNAメチル化とヒストン・アセチル化である。DNAメチル化とは，DNAのシトシンにメチル基がつく反応で，これによりクロマチン構造が凝集し，転写因子の結合が抑制され，結果として遺伝子転写が抑制される。一方，ヒストン・アセチル化は，核内タンパクであるヒストンにアセチル基が付く反応で，これによりクロマチン構造が緩やかになり，遺伝子転写が促進されることになる。

幼少時期の虐待や悲哀体験がうつ病のリスク因子であり，脆弱性と関連することが疫学研究で示唆されている。この現象がエピジェネティクスと関係しているのではないか，とする動物実験が報告され大きな注目を集めた。

Weaverら[32]は,低養育環境で動物を育てると,海馬のグルココルチコイド受容体(GR)遺伝子のDNAメチル化が亢進し,またヒストン・アセチル化が減少してGR遺伝子の発現が低下することを報告した。その結果,HPA系の負のフィードバックが十分に起こらなくなるため,高コルチコステロン血症を招き易くなり,これが将来のうつ病発症の脆弱性と繋がっているのではないかと推定した。ただし今日まで幼少時期に虐待を受けた人の死後脳を調べた研究では,この動物実験の結果から予想されるような,GR発現の低下は一定して観察されていない[18]。

抗うつ薬の作用で注目されるBDNFに関しては,ラットに電気けいれんを処置すると,海馬BDNF遺伝子のエクソンIIIプロモーター領域のヒストン・アセチル化の亢進とBDNF mRNAの産生亢進とが起きることが知られている[30]。うつ病のマウスモデルである,社会的敗北モデルでは,海馬BDNF遺伝子のエクソンIII,IVのプロモーターのH3のdimethylationの亢進およびBDNF mRNA発現低下を認めている[31]。また森信ら[18]は,拘束ストレスで,海馬でのBDNF mRNA発現低下が起こり,エクソンI,IV,VIのプロモーター領域でヒストンH3のアセチル化の低下が起きていることを報告している。

4　うつ病の遺伝子研究

双極性障害の患者の親族が双極性障害に罹患するリスク比は10.3であるのに対し,うつ病の場合には親族がうつ病に罹患するリスク比は3.8である[19]。このようにうつ病に比べて,双極性障害では家族内集積性が高く,その成因に遺伝的要因が強いこともあり,遺伝学的研究が精力的に進められているのに比し,うつ病ではいまだに十分な研究が行われていない。うつ病を対象とした大規模ゲノムワイド相関研究(GWAS)が2013年に報告されたが,うつ病と有意に関連するSNPsは発見されていない。そもそもうつ病という診断カテゴリーが生物学的に不均質な集合であるから,遺伝子研究の対象と

してはふさわしくないであろう。

　一方，うつ病などの疾患や身長・知能などの特徴に，遺伝と環境がそれぞれどの程度で寄与しているかを知る方法に双生児研究がある。その研究方法では，一卵性双生児（MZ）は同一の遺伝子セットを共有するが，二卵性双生児（DZ）では共有率は50％であると見なす。MZでもDZでも，同じ家庭に育つならば，共有する環境は同一であると仮定する。その他の変数は，MZであれDZであれ，同じ家庭に育ちながら，それぞれが独自にもつ環境（非共有環境）と定義する。そして双生児研究が明らかにしたものは，うつ病の発症への共有環境の寄与はゼロ，遺伝的寄与が40％，残りは非共有環境である，ということであった。しかも，Kendlerらによる1733組の女性双生児研究[12]は，うつ病とneuroticismとの遺伝的近縁性を浮かび上がらせた。すなわち，うつ病の遺伝的要因の55％がneuroticismと共通しており，残りがうつ病に特異的な遺伝要因だった。

　古くから，うつ病関連遺伝子と環境との間に鍵と鍵穴のような反応が起こる，交互作用（gene-environment interaction；γGE）が知られていた。つまり，近親者にうつ病をもつものは，環境からの影響を強く受けると，うつ病を発症しやすい[13]。同じ環境であっても，うつ病感受性遺伝子群をもっているかいないかにより，個体に及ぶ影響に違いが生じる。これまでにも本書のなかで何度か紹介してきたが，セロトニン・トランスポーター遺伝子（5-HTT）の多型とストレス状況因との交互作用がうつ病の発症に関与している可能性が，ニュージーランドのDunedinにおいて，出生後から26歳までの経過を観察したCaspiら[1]により報告された。この報告に続いて，結果を再現できたとする研究とできなかったとする研究がいくつも報告されたが，Kargら[10]が行ったメタ解析では，Caspiらの結果が確認されている。

　その他にも，未だ大規模な追試は行われていないが，うつ病の発症に，GRの機能と関連するFKBP5遺伝子とライフイベントとの間に遺伝子環境交互作用を観察した研究[34]や，CRF1受容体遺伝子と5-HTT遺伝子と養育環境との相互作用（GxGxE）を認めた報告[21]，BDNF遺伝子と5-HTT遺伝子と早

期のトラウマ体験との間に相互作用（GxGxE）を認めた報告[11]があることを付記しておく。

5　うつ病の生物学に残されている課題

うつ病は抑うつ気分を中心としながらも，不安，離人，強迫，身体症状，思考の障害，知覚の障害，意欲の障害など多くの精神症状を巻き込む病であり，発症の形式や症状の現れ方には，遺伝的素因，養育環境，性格，誘因，時代・文化背景が影響する。

うつ病の生物学をあらためて考えてみるとき，さまざまな問題や疑問が浮かび上がってくる。不安の強い不安うつ病と精神運動制止の強いうつ病とでは，それぞれの脳病態が異なっているだろうし，妄想を取り上げても，うつ病の二次妄想とコタール症候群では異なるだろう。"うつ病"と言うとき，誰もが一定のステレオタイプなイメージを浮かべがちであるが，臨床に出てみれば，そのような典型的なうつ病は実は少数であり，病像だけを取り上げてみても，死別・喪失反応で経験するような正常に近いものから，幻覚・妄想が現れたり病識が失われる精神病の範疇に属するものにわたる。うつ病とは実に多様な症状から構成されるカテゴリーなのである。

生物学は対象を厳密に定義して分類することから始まる。うつ病の生物学的な研究は，DSM-Ⅲ（とその改訂版）の診断基準に合致するうつ病像を呈する患者（主として大うつ病性障害）を対象として選んだ。一致度（reliability）および分類体系の整合性を備えたDSMカテゴリーを生物学研究の対象として選んだことは，その後の研究を大いに刺激した，という点で一定の評価が与えられるべきであろう。しかしながら，DSM分類を用いて精神生物学的研究を進めていく上で，つねに忘れてはならないことがある。それは，制作者のSpitzer Rが言っているように[28]，DSM-Ⅲのカテゴリーはいかなる仮説（もっぱら精神分析理論を想定していた）も採用していない，ということである。同様に，DSMカテゴリーは背後に明確な生物学的疾患単位が存在している

ものでもない。大うつ病が特定の原因や病態と厳密に対応しているのかどうか，すなわち生物学的な妥当性（validity）は今後の研究によって明らかにされていくべきものなのである。この，大うつ病の物象化（reification）の問題は本村ら[17]により考察されており，本書でも第5章（109頁）で取り上げた。

　大うつ病を対象として新薬の臨床試験は行われてきており，有効性が示された場合に抗うつ薬として登場する。実際には，プラセボとの効果の差は，多くの場合，僅差である。しかも SSRIs のように，うつ病のみならず，不安障害や PTSD にも効果があるとすると，抗うつ薬に共通の作用機序を反転させて，うつ病の病態を推定するという，単純な話が易々と通用するとも思えない。無論抗うつ薬と ECT や MAO 阻害薬との共通性を傍証とすることが一般的に行われている。しかしながらそれでも問題は残る。ECT は，躁病，緊張病にも，うつ病と同じかそれ以上に奏功するし，MAO 阻害薬は他の抗うつ薬よりも非定型うつ病により効果的である，といった作用機序の相違は少なくない。

　これらのことを考え合わせると，「うつ病の生物学」自体が抱える危うさは明白である。それ以前に，精神病理学から，「どのうつ病の生物学」を語っているのか，と問われると答えに窮するのである。

　伝統的に，うつ病の内因（脳病）こそが生物医学の求めるところであったはずだ。しかし DSM-Ⅲ以降，内因・心因の意義が問われなくなり，研究の対象も広がった。昨今の動物モデル研究では，過剰なストレス負荷によって脳内でどのような変化が生じるかが議論されている。これはむしろ心因性うつ病（場合によっては PTSD かもしれない）の研究である。考えてみれば，内因性うつ病の起こらない動物をモデルにして内因性うつ病の研究は進めようがなかったのである。

　抗うつ薬の薬理学的研究にも改善が求められる。通常，うつ病モデルの妥当性を説明するためには，抗うつ薬の前処置で，うつ様行動を抑制できることを示すのが一般的に行われている。しかし，実際には抗うつ薬はうつ病の回復促進を目的として処方されるのであり，前もって服用することで心因か

らうつ病の発症を予防ないし軽減できるかどうかは確認されていない。

一方の流れは，遺伝と環境の相互作用を遺伝子－環境相関として概念化し，うつ病の発症を経時的に理解しようとする試みである。そして内因と心因の不分離性を前提とする遺伝子環境相関への注目は，Caspi らの Dunedin コホート研究へとつながった[1]。セロトニン・トランスポーター遺伝子多型と養育環境あるいはライフイベントとの相関が確認され，人でのうつ病研究への糸口がみえてきたところである。

しかし"内因"は忘れ去られるべきではない。今後，うつ病の内因を求めて，分子遺伝学や行動遺伝学が進歩することが期待される。

さらに精神生物学を見据えた今後の課題について触れておきたい。臨床診断とは別に，精神生物学のための診断があってよいのだと思う。さまざまな精神症状が現れる神経梅毒の歴史は，縦断的な情報を捨て去り，横断的な症状のみに依拠した分類からは，原因を導けないことを示している。このことは Kraepelin の診断に関する信念ともつながる。神経梅毒モデルに則れば，神経生物学的研究の対象としては，発症の契機から治療予後までを含めた縦断的診断が向いているのかもしれない。

第 2 点は，一定の臨床症状に対応する一定の脳の状態を微細に画像化することであろう。正常の抑うつ反応といわゆる内因性うつ病とは連続した状態なのか，あるいは質的に異なる状態なのか。どのような変化の末に昏迷に至るのか，うつ病に現れる幻覚・妄想は統合失調症のそれとはどこがどう違うのだろうか。脳機能画像の進歩により，うつ病の各症状の間の関係，うつ病と他の精神疾患との関係についての理解が進むだろう。

最後に挙げたいことは，うつ病の一次的な障害はなにか，という素朴ながら基本的な疑問である。うつ病を気分障害としてとらえて，気分フレームの障害が一次性に発生し，認知・思考，意欲，身体機能にその影響が及び，それぞれのフレームでの障害が特徴的な症状となって現れるのだと，当然のように見なされている。しかしうつ病の認知理論が提唱するように，思考フレームの障害が二次的に抑うつ気分を招くこともある。あるいは各フレームがそ

第9章 うつ病の生物学

れぞれ同時並行的に失調していく場合もあるだろう。気分が障害される脳基盤を明らかにするとともに，認知・思考，意欲・身体機能が気分といかなる様式で連動するのかを明らかにする必要がある。

精神生物学がよりどころとしているのは，かつて原因が不明で，内因性精神疾患の代表であったとも言える神経梅毒を解決してきた歴史である。当時は症状が事細かく分析され，Shiphiliology という学問が盛んで，厚い教科書が書かれていた。神経梅毒から学んだ教訓は，病像がいかに複雑な姿をしていても，その原因は単純であり得る，ということであった。確かにハンチントン病や家族性パーキンソン病あるいは家族性アルツハイマー病では生物学的医学が成功を収めている。しかし，おそらく私たちが対象としている精神疾患は，神経梅毒を解決してきたようにはいかないだろう。

医学は決定論から確率論へ，ハードメディカルモデルからソフトメディカルモデルへと移行している。ゲノムから脳-精神に至る過程には階層性がある。それぞれの階層は別の法則で動いていて，別の法則や言語でしか説明できない。それぞれの階層の研究はそれぞれの重要性をもつ。精神疾患の過程，意味を多元論的精神医学で描き出し，病態の理解と治療の研究を進めることが求められているのである[8]。

文　献

(1) Caspi A, Sugden K, Moffitt TE, et al.：Influence of life stress on depression：Moderation by a polymorphism in the 5-HTT gene. Science 301；386-389, 2003.
(2) Castanon N, Leonard BE, Neveu PJ, et al.：Effects of antidepressants on cytokine production and actions. Brain Behav Immun 16：569-574, 2002.
(3) Cotter DR, Pariante CM, Everall IP：Glial cell abnormalities in major psychiatric disorders：The evidence and implications. Brain Res Bull 55：585-595, 2001.
(4) D'Sa C, Duman RS：Antidepressants and neuroplasticity. Bipolar Disord 3：183-194, 2002.
(5) Gould E, Vail N, Wagers M, et al.：Adult-generated hippocampal and neocortical neurons in macaques have a transient existence. Proc Natl Acad Sci U S A 98：10910-10917, 2001.
(6) Hashimoto K, Shimizu E, Iyo M：Critical role of brain-derived neurotrophic factor in

mood disorders. Brain Res Rev 45 : 104-114, 2004.
(7) 橋岡貞征・門司晃・加藤隆弘・神庭重信：抗うつ薬の作用機序．綜合臨床 54：3011-3017, 2005.
(8) 神庭重信：精神病理の器質因と心因──脳と文化の共同構成に触れて，精神経誌 166：238-243, 2014.
(9) Kaneko N, Kudo K, Mabuchi T, et al. : Suppression of cell proliferation by Interferon-alpha through interleukin-1 production in adult rat dentate gyrus. Neuropsychopharmacology 31 : 2619-2626, 2006.
(10) Karg K, Burmeister M, Shedden K, et al. : The serotonin transporter promotor varian (5-HTTLPR), stress, and depression meta-analysis revisited. Arch Gen Psychiatry 68 : 444-454, 2011.
(11) Kaufman H, Yang BZ, Douglas-Palumberi H, et al. : Brain-derived neurotrophic factor-5HTTLPR gene interactions and environmental modifiers of depression in children. Biol Psychiatry 59 : 673-680, 2006.
(12) Kendler KS, Neale MC, Kessler RC, et al. : A longitudinal twin study of personality and major depression in women. Arch Gen Psychiatry 50 : 853-862, 1993.
(13) Kendler KS, Kessler RC, Walters, EE, et al. : Stressful life events, genetic liability, and onset of an episode of major depression in women. Am J Psychiatry 152 : 833-842, 1995.
(14) Kunugi H, Ida I, Owashi T, et al. Assessment of dexamethasone/CRH test as a state-dependent marker for hypothalamic-pituitary-adrenal (HPA) axis abnormalities in major depressive episode : A multicenter study. Neuropsychopharmacology 31 : 212-220, 2006.
(15) Lapchak PA, Araujo DM, Hefti F : Systemic interleukin-1 beta decreases brain-derived neurotrophic factor messenger RNA expression in the rat hippocampal formation. Neuroscience 53 : 297-301, 1993.
(16) Malberg JE, Eisch AJ, Nestler EJ, et al. : Chronic antidepressant treatment increases neurogenesis in adult rat hippocampus. J Neurosci 20 : 9104-9110, 2000.
(17) 本村啓介・神庭重信：DSM-5 の動向と批判．臨床精神医学 41：565-576, 2012.
(18) 森信繁：エピジェネティクスからみたうつ病の病態．精神経誌 115：1101-1112, 2013.
(19) Nestler EJ, Barrot M, DiLeone RJ, et al. : Neurobiology of depression. Neuron 34 : 13-25, 2002.
(20) Pariante CM, Miller AH : Glucocorticoid receptors in major depression : relevance to pathophysiology and treatment. Biol Psychiatry. 391-404, 2001.
(21) Ressler KJ, Bradley B, Mercer K, et al. : Polymorphisms in CRHR1 and the serotonin transporter loci : gene x gen x environment interactions on depressive symptoms. Am J Med Genet B Neuropsychiatr Genet 153B : 812-824, 2009.

(22) Santarelli L, Saxe M, Gross C, et al.：Requirement of hippocampal neurogenesis for the behavioral effects of antidepressants. Science 301：805-809, 2003.
(23) Schiepers OJ, Wichers MC, Maes M：Cytokines and major depression. Prog Neuropsychopharmacol Biol Psychiatry 29：201-217, 2005.
(24) Shintani F, Kanba S, Nakaki T, et al.：Interleukin-1 augments release of norepinephrine, dopamine, and serotonin in the rat anterior hypothalamus. J Neuroscience 13：3574-3581, 1993.
(25) Shintani F, Nakaki T, Kanba S, et al.：Involvement of interleukin-1 in immobilization stress-induced increase in plasma drenocorticotropic hormone and in release of hypothalamic monoamines in the rat. J Neurosci 15：1961-1970, 1995.
(26) Shirayama Y, Chen A, Nakagawa S, et al.：Brain-derived neurotrophic factor produces antidepressant effects in behavioral models of depression. J Neurosci 22：3251-3261, 2002.
(27) Slattery DA, Hudson AL, Nutt DJ：Invited review：the evolution of antidepressant mechanisms. Fundam Clin Pharmacol 18：1-21, 2004.
(28) Spitzer R：To the Editor. Schizophrenia Bulletin 8：592, 1982.
(29) Suzuki E, Shintani F, Kanba S, et al.：Induction of interleukin-1 beta and interleukin-1 receptor antagonist mRNA by chronic treatment with various psychotropics in widespread area of rat brain. Neurosci Lett 215：201-204, 1996.
(30) Tsankova NM, Kumar A, Nestler EJ：Histone modification at gen promoter regions in rat hippocampus after acute and chronic electroconvulsive seizures. J Neurosci 24：5603-5610, 2004.
(31) Tsankova NM, Berton O, Renthal W, et al.：Sustained hippocampal chromatin reguration in a mouse model of depression and antidepressant action. Nat Neurosci 9：519-525, 2006.
(32) Weaver IC, Chanpagne FA, Brown SE, et al.：Reversal of maternal programming of stress responses in adult offspring through methy supplementation：Altering epigenetic marking later in life. J Neurosci 23：11045-11054, 2005.
(33) Wichers MC, Maes M：The role of indoleamine 2,3-dioxygenase (IDO) in the pathophysiology of interferon-α-induced depression. J Psychiatry Neurosci 29：11-17, 2004.
(34) Zimmermann P, Bruckl T, Nocon A, et al.：Interaction of FKBP5 gene variants and adverse life events in predicting depression onset：Results from a 10-year prospective community study. Am J Psychiatry 168：1107-1116, 2011.

参考文献(さらに知りたい人のために)
神庭重信・加藤忠史 責任編集:脳科学エッセンシャル——精神疾患の生物学的理解のために. 専門医のための精神科臨床リュミエール 16, 中山書店, 2010.

あとがき

　精神医学は，普遍的で不変的な現象に加えて，心理的環境，地域性，時代性などの固有な現象が多くを占める医学である。普遍的で不変的な精神現象は，文化や時代を越えて共通して認められ，自然科学の言葉で説明できるものである。例えば，双極性障害の気分変動，統合失調症の幻覚・思考障害などは，脳の言語でその原理を説明できるだろうと誰もが考えてきた。したがって生物学的研究は，国際的に共通の基準で診断された疾患を対象として，同じ方法論を用いれば，同じ結果を導けることを前提として進められてきた。

　ところが，ここに精神疾患の固有性を認めると，Xという生物学的な観察結果が異なる集団で追試・再現できない場合には，Xであるという命題が間違っているのか，あるいはXはそもそも普遍的な現象ではないのか，のどちらかとなり，答えが出せないことになる。例えば，ある遺伝子がある固有な条件下では双極性障害の感受性遺伝子となり，異なる条件下では統合失調症の遺伝子として働く可能性を完全に否定することはできない。そこで，個人をとりまく固有の環境，さらにはそれを包括する社会や文化を，精神の科学の分析対象として位置づけ，心理と社会・文化，脳と社会・文化の関係を可能な限り詳らかにしておく必要がある。

　文化心理学が明らかにしたことは，第4章に紹介したように，単純な視覚認知においてすら，文化の影響はトップダウンに及び得るということである。このトップダウンによる認知制御は視覚認知に限られたものではないだろう。人はどの文化に育つかによって，脳の使い方（回路と言い換えてもよいかもしれない）が変わる。加えて心理的環境といえども，海馬で詳細に調べられているように，脳機能の変化を超えて，器質的な傷害すら加え得ることが明らかにされてきた。さらに環境は，ゲノムにエピジェネティック修飾を加え，

あとがき

脳機能に関わる遺伝子の発現に長期にわたる変化を生むこともわかってきた。これらの事実は，従来，心の次元の現象とされてきた心因が脳の次元でも問題となってきたこと，そして従来の固定概念，すなわち「心因は一時的，可逆的な心理的反応を起こすもの」がもはや正しくないこと教えてくれている。

　精神疾患のなかでも，うつ病は社会や文化ときわめて密接に関わる疾患である。私は，普遍性を多く有していると想定される内因性うつ病を生物学的に研究していて，下田光造の病前性格論に着目するようになった。そして気質の行動遺伝学的研究を進め出したときに，Rutter M and Plomin R の研究に負うところの多い，遺伝子－環境相関という概念と出会った。以来，環境のもつ脳の次元の意味に強い関心をもった。そして，樽味伸，市橋秀夫，井口博登らの論文を読み進めるうちに，執着気質の形成が社会や文化の影響を受けていることを確信した。

　そして，私のうつ病への関心は，養育環境は言うまでもなく，それを越えて，第二次社会化の過程における病前性格の形成，および発症状況における誘因の分析へと向き，それらの環境を巻き込んで大きく変動を見せている社会構造，さらには文化へと広がっていった。それとともに，研究領域は，行動遺伝学から社会心理学，さらには文化心理学へと及んだ。これら一連の学問を渉猟しつつ論考したことを纏めたのが本書である。科学的普遍性の世界に限定される理論に閉じこもるのではなく，普遍性から固有性へとうつ病論を展開しているのが本書の特徴で，書名に，うつ病の論理と名付けた理由がここにある。

　話は変わるが，DSM 診断を批判する人たちは，その疾患概念と診断基準が不備である例として，うつ病（大うつ病）を引き合いに出すはずだ。統合失調症でも神経性やせ症でもパニック症でもない。それは，うつ病の診断が通り一遍で，内因性も心因性（了解できる反応）も区別していない，だから治療

にはまったく役に立たない診断である、と主張しやすいからである。

　確かに、企業の診察室や精神科クリニックでよく遭遇するような、適応障害や軽症うつ病に該当する抑うつ状態では、薬物の使用も限定的・一時的で済むことが少なくない。寛解して以前の生活環境に適応できるようになれば、やがて治療を終結することもできる。一方、大学病院の精神科へ紹介されてくる患者は、例えば、他の精神疾患や身体疾患が併存している、失業や離婚、経済的困窮などの生活上の困難を抱えている、標準的な治療で良くならず長期化している、などのいわゆる難治性うつ病のことが少なくない。一見して軽症のように見えても、実は回復しにくいことが多い。これら両極の間にはスペクトラムのように病態や治療方針が異なる抑うつ状態がある。それにもかかわらず、さまざまな抑うつ状態を一括りにして、「うつ病」としてしまうところに、うつ病の混乱が始まる。この点で、DSMのうつ病批判に異論はない。重症うつ病に特徴的に認められる事実を、あたかも軽症うつ病に、さらには適応障害にさえもあてはまると誤解されてしまうことが問題なのである。さらにその逆、すなわち軽症うつ病で妥当な言説が、退行期メランコリーにもあてはまってしまうかのように議論されてしまうこともある。すなわち、さまざまなうつ病の特徴（下位分類）を区別することなく、うつ病はAで診断できる、うつ病はBで治る、あるいはBでは治らない、などの言説が飛び交い、うつ病は混乱してしまうのである。

　さて、本書「うつ病の論理と臨床」の臨床について添え書きを加えておきたい。治療に関しては、精神科面接の基本と薬物療法の基本を紹介した。しかし実際の臨床を振り返ると、基本通りにいかないことが少なくない。例えば薬物療法である。2年も「気力がでない」「今ひとつパッとしない」と訴え続けていた、あたかも神経症のように思えた患者が、たまたま変更した抗うつ薬で嘘のように回復し、あっけに取られるときが稀ながらある。そうかと思えば、治療抵抗性と診断された患者が、何剤もの向精神薬を併用されて紹介されてくることがある。この場合には、薬剤をひとつひとつ減薬して、最

あとがき

　低量で維持しつつ，いわゆる行動活性化を中心とした心理療法を粘り強く続けていると，徐々に元気になっていくことが少なくない。軽症の場合，そもそも抗うつ薬が必要なのか，心理療法で良くなるのか，その判断は容易ではない。抗うつ薬が必要であろうと判断するときにも，どの患者にどの抗うつ薬が向いているのかはさっぱり指針がない。治療ガイドラインは頭に入っているものの，難治のうつ病には試行錯誤で工夫していくしかない。どれだけ工夫ができるかは，薬物療法の知識と経験と技によるのである。私たちは新規抗うつ薬だけではなく，三環系抗うつ薬も含めて，幾種類かの薬剤を自家薬籠中の薬とする必要がある。

　一方，私の精神療法の姿勢とは，思うようにいかない現実を前にして，患者自らが新たな道を選び，そこに充実感ややりがいが再びもてるようになるまで，関心をもって訴えを聴き，知恵を絞って考え，相手の心に届くように語りかけていくことに他ならない。

　慢性化したうつ病であってもやがては良くなる。しかし思うような改善が見られないとき，患者も家族も，そして医師すらも，回復をあせるものである。この時に，治療を阻害する逆転移が生じやすい。私の経験の教えるところでは，治療をあせってうまくいくことはない。そればかりか，「治らないのではないか」という，患者が抱きがちな疑念を治療者が肯定することにもなりかねない。これだけは絶対に避けなければならない。

　精神科医は近年，発達障害を診ることが多くなり，「病を治す」ことだけではなく，「回復と成長」を治療の目標として，患者と伴走することに慣れてきていると思う。その時，家庭は言うまでもなく，職場や社会，あるいは教育現場で何が起きているのか。これらへの関心は，患者の抱える問題をより深く理解し，より良い支援を提供する上で欠かせない。精神科医の関心は，しばしば診察室を越えなければならないのである。

謝　辞

　本書に紹介したうつ病論の構築には，多くの方々の論文，論考を必要とし

あとがき

たことは言うまでない。本来は，そのお名前をすべて挙げて謝辞に記すべきであるが，それはとうてい叶わないことである。この場を借りて心より感謝申し上げて代わりとしたい。また，仕事の遅い私を粘り強く励ましていただき，丁寧に原稿を校閲・校正してくださった弘文堂の浦辻雄次郎氏に心より御礼申し上げる。

 2014 年 8 月

神庭　重信

本書の構成と初出一覧

＊原論文の再録に当たっては，特に断りのないものでも内容・形式両面で補筆している．

序論──本書の内容紹介を兼ねて──
　　書き下ろし．
第1章　下田執着気質論の現代的解釈
　　「下田執着気質の現代的解釈」九州神経精神医学雑誌 52：79-88，2006.
　　に補遺として
　　「うつ病の病前性格論──執着気質からディスティミアの時代へ──」阪口正道ほか編『精神医学の方位──松下正明先生古稀記念論文集──』中山書店，2007.
　　の要約を付加．
第2章　うつ病の行動遺伝学的構造
　　「うつ病の行動遺伝学的構造」広瀬徹也・内海健編『うつ病論の現在──精緻な臨床をめざして──』星和書店，2005.
　　に補遺として
　　「社会行動の生物学的基盤」日本社会精神医学会雑誌 18：88-91，2009.
　　を付加．
第3章　うつ病の多様性と社会学的理解
　　「うつ病の文化・生物学的構成」神庭重信・黒木俊秀編『現代うつ病の臨床──その多様な病態と自在な対処法──』創元社，2009.
第4章　うつ病の文化論的理解
　　「文化-脳・高次精神の共同構成とうつ病の形相」神庭重信・内海健編『「うつ」の構造』弘文堂，2011.

第5章　生物学的立場から臨床精神病理学を問う——気分障害——

「生物学的立場から臨床精神病理学を問う——感情障害——」笠原嘉・鈴木國文編『精神医学レビュー40　臨床精神病理学の現在』ライフ・サイエンス，2001．
を大幅に加筆・改稿。

第6章　うつ病の臨床精神病理学——「笠原嘉臨床論集」を読む——

「書評　うつ病の臨床精神病理学——「笠原嘉臨床論集」を読む——」臨床精神医学 39：363-371，2010．

第7章　精神科診断のための面接とうつ病の初期面接

Ⅰ　精神科診断のための面接

「精神科診断面接」古川壽亮・神庭重信編『精神科診察診断学——エビデンスからナラティブへ——』第3章，医学書院，2003．

Ⅱ　うつ病の初期面接

「私の，うつ病初期面接」臨床精神医学 43：453-461，2014．

第8章　抗うつ薬の薬理学とうつ病の薬物療法

第1節

「抗うつ薬の薬理学——自家薬籠中の薬を作るために——」武田雅俊・加藤敏・神庭重信『Advanced Psychiatry——脳と心の精神医学』第4章§6，金芳堂，2007．

第2節

「うつ病の薬物療法」同上，第4章§7．

第9章　うつ病の生物学——モノアミン仮説を越えた展開——

「うつ状態の生物学」松下正明・加藤敏・神庭重信編『精神医学対話』弘文堂，2008
を全面改稿。

事項索引

・項目の読みの五十音配列とした。
・欧文および欧文始まりの項目は末尾にアルファベット順に配列した。

あ

愛着行動　35
愛着対象　74
愛着能力　33
悪性症候群　175, 176, 177, 178
アクチベーション症候群　152, 176, 183
「あざむき」行動　33
アナクリティック　74
アパシー・シンドローム　36
アフォーダンス　96
甘え　89
アミトリプチリン　168, 170, 173, 174, 175, 179, 195
アモキサピン　170, 171, 180, 196
アリピプラゾール　188
アルゴリズム　128
安全調節システム　74

い

医学の不確実性　138, 164
医師 - 患者関係　143, 190
医師 - 患者同盟　144
意識の解体　118
医師への信頼　140
異種性の問題　109
維持療法　194
依存的・多愁訴的うつ病　123
遺伝子 - 環境共進化　98
遺伝子 - 環境交互作用　20
遺伝子 - 環境相関　22, 23, 47, 56, 57, 210
イミプラミン　166, 168, 170, 179, 180, 188, 195
イングランド病　71

う

うつ状態という防衛　74
うつ病　59, 60
　——の下位分類　155
　——の初期面接　149
　——のプロトタイプ　63
運動療法　191

え

エスシタロプラム　169, 172, 175
エピジェネティック（ス）　201, 205

お

オランザピン　188

か

階層性　211
海馬　201
回避反応　192
確率論　211
笠原・木村分類　40, 68, 111, 117, 118
家族歴　155
可塑性　38
学校恐怖　122
葛藤　121
患者の物語　141
感情的認知スタイル　41
鑑別診断　146, 147, 148, 152, 157
関与しつつの観察　143

き

起業意識　89
気質　42
器質的脆弱性　38
器質力動論　118
季節性うつ病　69
キニジン様作用　175
キヌレニン　204
規範受容能力　33
気分障害　99
気分フレーム　210
究極因　105
共感　35
教授学習　84
共進化　98
協働学習　84
共同構成的　84
共有環境　42
近因　105
キンドリング現象　114

く

クエチアピン　188
苦悩のイディオム　73, 74
グリア　205
グルココルチコイド　201
グルココルチコイド受容体　202, 206
グループ療法　186, 191
グローバリゼーション（グローバル化）　71, 88
クロマチン構造　205
クロミプラミン　166, 168, 170, 175, 176

け

軽躁病　131
継続療法　193
激越うつ病　167
決定論　211
ゲノムワイド相関研究　206
幻覚・妄想を伴ったうつ病　167
言語　141
現代型うつ病　72, 120
現病歴　153
権力闘争　74

こ

コア・アセスメント　147, 148
行為のテクノロジー　84
抗うつ薬　127, 159
　　──の切り替え　186
抗うつ効果増強療法　186
高次元の利他主義　33
甲状腺機能低下　185
構造化面接　148
行動療法　161, 186, 192
高齢者のうつ病　196
5-HTT 遺伝子多型　20
互恵的利他行動　33
こころの進化　33
心の理論　33, 55, 85, 96
個人主義(的)　86, 88, 98
コズミック・カレンダー　31
言葉　141
コペンハーゲン会議　67
コルチコトロピン放出ホルモン（CRH）　201
混淆のマナー　89

さ

再建の倫理　27
最後通牒ゲーム　75, 76
『最新精神病學』（下田光造）　10
サイトカイン　204, 205
サイトカイン仮説　200, 204
再燃　193
再発　193
サイロキシン　187
三環系抗うつ薬　166, 168, 174
産業医　162

し

時間的混淆　89
自己愛　35
思考フレーム　210
自殺企図　156, 160

事項索引

自殺念慮　156
支持的精神療法　186, 190, 191
思春期青年期の大うつ病　196
市場原理主義　71
自助努力　159
自信欠如　121
自尊感情　157, 192
自尊心　35
疾病(への)逃避　15, 21, 22
自動化現象　113
社会化　89, 101
社会的ニッチ　32
社会的評価　35
社会脳　33, 54, 55, 57
社会復帰　191
若年者のうつ病　120
自由競争　71
集合主義　86, 88, 98
集合表象　81
縦断的診断　210
集団認知療法　191
執着・循環　14
執着・内向　14
執着・内向気質　15
執着気質　9, 16, 39, 61, 129
主症状　147
主訴　147, 151
循環気質　16, 62
状況因　41
小精神療法　124
情動認知スタイル　40, 113
職場結合性うつ病　122
諸条件の平等　89
初老期鬱憂症　11
心因性うつ病　209
心因反応　39
進化心理学　22, 73, 101
新型うつ病　189
進化適応環境　83
新奇性追求　18, 43
神経症　117
神経症性アパシー　124
神経新生　201, 203, 205
神経衰弱　9, 15, 21
信仰心　33
診察室　139, 150

深層構造　38
身体疾患　151
診断　146, 160
診断検査　146
診断面接　137, 138, 139, 149, 157
信念　33
心理社会的要因　41
心理社会モデル　157

す

錐体外路系の副作用　175
睡眠覚醒リズム　161, 180
ステューデントアパシー　72, 122
ストア主義　66

せ

性格（情況）反応型　118, 122
生活記録　157, 161
生活史　156
生気悲哀　65
生気抑うつ　68
制止の強いうつ病　167
脆弱性　9
脆弱性ストレス仮説　19
精神運動制止　189
精神科面接　139
精神間カテゴリー　84
精神生物学　211
精神内カテゴリー　84
精神病性うつ病　195
精神療法　157, 186
生存価　34, 35
生体防御反応　9
正統的周辺参加　90, 91, 101
生物-心理-社会的モデル　76
生物医学モデル　157
生物学的研究　200
生物学的マーカー　111
生命感情の低下　68
世代間伝達　34
セチプチリン　166
セーフティーネット　51
セルトラリン　169, 172
セレギリン　198

事項索引

セロトニン　204
セロトニン・トランスポーター　43, 204, 207
セロトニン・トランスポーター（5-HTT）遺伝子　19, 46, 98
セロトニン・ノルアドレナリン再取り込み阻害薬　166
セロトニン症候群　176, 177
選択的セロトニン・ノルアドレナリン再取り込み阻害薬　172（→SNRIs）
選択的セロトニン再取り込み阻害薬　166, 172（→SSRIs）
選択的退却症　122

そ

躁うつ病　9
双極スペクトラム　63, 68
双極性うつ病　69
双極性障害　131, 155
操作的診断　148
喪失体験　57
双生児研究　207
ソフトメディカルモデル　211

た

大うつ病　37
『体格と性格』（Kretschmer）　10
退却神経症　28, 36, 72
退行期メランコリー　11
対象喪失時　35
対人関係療法　191
多元論的精神医学　211
多元論的理解　107
多剤併用療法　190
タテ型（社会），タテ社会　27, 51, 71, 87, 90
ダントロレン　177
断薬症候群　178

ち

知的障害　157
遅発性ジスキネジア　175
チャンネル機構　113
チラージン　187

治療ガイドライン　133
治療環境　180
治療関係　143
治療同盟　143, 181, 190
チンパンジー　32

て

ディスチミア　27
ディスチミア親和型（うつ）　36, 72, 75, 120, 122
デキサメサゾン　202
デキサメサゾン CRH 試験　202
デキサメサゾン（dexamethasone）抑制試験　65, 111
テシプチリン　171
デシプラミン　168, 170, 180, 195
デフォールト戦略　95
デュロキセチン　170, 172, 180

と

闘争か逃避　22
逃避型抑うつ　28, 36, 72, 120, 122
逃避的・退却的うつ病　123
ドーパミン D_4 受容体　18, 43
トップダウン処理　92
トラウマ　192
トラゾドン　171, 174, 176
トリミング　56
トリヨードサイロニン　187

な

内因　37, 38, 68, 130
　——と心因　117
内因項　36
内因性　63
　——の香り　65
内因性うつ病　59, 60, 108, 131, 209, 210
内化　84

に

日本うつ病学会治療ガイドライン　182
日本的システム　27

225

事項索引

入院　191
ニューロン・ダーウィン主義　47
人間行動遺伝学　50
認知療法　186, 191

ね

根こぎされた　71

の

脳・遺伝子・環境・行動の相関　45
脳器質疾患　196
脳器質性変化　185
脳機能画像　210
脳内 α_1 受容体阻害　175
脳内報酬系　66
ノルトリプチリン　168, 170

は

ハードメディカルモデル　211
パーフェナジン　196
恥の文化　87
発症脆弱性　37
発達障害　123, 157
パロキセチン　169, 172
反応易発性獲得　20, 21, 113
反復プロセス　146

ひ

非共有環境　18, 42
非言語的なコミュニケーション　142
ヒスタミン H_1 受容体阻害　174
ヒストン・アセチル化　205, 206
非定型うつ病　182
非定型抗精神病薬　167, 184, 188
疲弊うつ病　15
ピューリタニズム　66
病者の語り　149
病前性格　155, 156
病前性格論　39

ふ

ファイナー（Feighner）基準　59
不安障害　99
フォーミュレーション　148, 157
復職支援プログラム　191
復職へのリハビリテーション（復職リハビリ）
　　124, 127, 162, 191, 192
部族社会の掟　54, 75, 76
復興の倫理　70
物象化（reification）　109, 209
フルボキサミン　169, 172
プロチアデン　171
ブロモクリプチン　177
文化アフォーダンス　73, 96, 97, 100
文化混淆　82
文化神経科学　82, 91, 101
文化心理学　101
文化装置　70, 101

へ

併存（精神）疾患　151, 154, 184
偏執的性格　10
ベンゾジアゼピン系抗不安薬　167
ベンゾジアゼピン系薬物　184
扁桃体　21, 95, 99

ほ

報酬系　95, 96
ホモ・サピエンス　32, 54, 84
ホモ・ハビリス　32
ボンディング　74

ま

マインド　81
マキャベリ的知能　33
待合室　139, 150
マプロチリン　166, 168, 170, 171, 174, 180

み

ミアンセリン　166, 170, 171, 174, 175

ミオクローヌス　177
ミクログリア　205
未熟依存　121
未熟型うつ病　72, 120
ミラー・ニューロン　55
ミルタザピン　170, 171, 174
ミルナシプラン　170, 172, 173
民族の性格　85, 87, 101

め

メランコリア型大うつ病　64
メランコリー　36, 37, 44, 49, 61
メランコリー親和型　14, 16, 17, 39, 51, 129
メリトラセン　166
面接　138, 139
メンタリティ　81, 97, 101

も

モノアミン仮説　200
物語　153
喪の作業　57, 76
模倣学習　84
森田療法　186
問診票　157

や

薬物療法　191

ゆ

誘因　37
優生思想　50

よ

幼形成熟　34
ヨコ型社会　87, 90

ら

ライフイベント　20, 46

り

リオチロニン　187
リキッドな職場　126
力動精神療法　186
リズム調整　191
利他的行動　33, 35
リチウム　176, 187, 195
了解心理学　39
臨床遺伝学　41
臨床精神病理学　110

れ

歴史(的)発生　81, 84

ろ

ロフェプラミン　166, 171
論理経験主義　105

欧文・欧文始まり

active gene-environment correlations　23, 48, 114
anaclitic depression　35
as if 個人主義　88

BDNF　200, 201, 202, 203, 206, 207
Big Five　43
bio-psycho-social モデル　54
bipolar spectrum　63

chronic mild stress　204
co-construction　84
co-evolution　98
collectivism　86
continuation therapy　193
CREB　202
CRH　201
cultural neuroscience　82

Danish Study　173
depression　61
DNA メチル化　205, 206

事項索引

DSM　132
　　——の診断基準　154
　　——分類　208
DSM-Ⅲ　59, 119
Dunedin コホート研究　210
dynamic 成分　38, 40, 112

ECT　179, 187, 191, 197, 202
evocative gene-environment correlations
　　23, 48, 114

fluoxetine　169, 196
framed-line test（FLT）　92

GAF のアンカーポイント　156
gene-environment correlations　22, 47, 56
gene-environment interaction　46

hard medical model　106
heuristic diagnosis　148
HPA（Hypothalamic-Pituitary-Adrenal）系
　　201, 203

IDO　204
IFN-α　204
IL-1　204
IL-1β　204
IL-1 受容体アンタゴニスト　205
IL-2　204
Immobilithymie　17
Immodithymie　17
individualism　86
internalization　84

le grand lobe limbique　31
limbic system　31, 34

maintenance therapy　194
MAO 阻害薬　166, 176, 182
medical sick roll　159
mirror neuron　55

nature　46

negative capability　163, 181, 189, 191
NEO 質問紙　19, 43
neuroticism　14, 17, 39, 43, 63, 207
NICE ガイドライン　127
nurture　47

organo-dynamism　118

passive gene-environment correlations
　　23, 48, 114
point of rarity　66

QT 延長　175

RDC（Research Diagnostic Criteria）　59
Reading the Mind in the Eyes（RME）　96
recurrence　193, 109
relapse　193
REM 睡眠潜時　65
Research Domain Criteria（RDoC）分類
　　109

sickness behavior　204
SNRIs　166, 172, 173, 175, 179, 180, 182, 183, 187
social brain　33, 54
soft medical model　106
SSRIs　161, 166, 172, 173, 175, 179, 180, 182, 183, 187
SSRI 中止後発現症状一覧表　179
Star*D　64, 69
static 成分　37, 112

temperament　42
the Great Debate　64
Theory of Mind　55
TNF-α　204
TPQ 質問紙　18, 43

venlafaxine　170, 172
vitale Traurigkeit　65

人名索引

・姓のアルファベット順に配列した。
・日本人は姓をヘボン式ローマ字で読んで該当箇所に配列してある。

A

阿部隆明　　72, 120
Abraham K　　10
Akiskal HS　　63
Andreasen NC　　132
Angst J　　17, 63

B

Baron-Cohen S　　96
Beard GM　　21
Broca P　　31
Brown GW　　115

C

Caspi A　　20, 207, 210
Chiao JY　　95, 98, 100
Chomsky N　　50

D

Dawkins R　　48
土居健郎　　137, 141
Durkheim E　　54, 76, 81

E

Ey H　　118
Eysenck HJ　　14

F

Fink M　　67
Fournier JC　　76

Fox RC　　164
Freud S　　141

G

Gibson JJ　　96
Gould SJ　　33

H

Hariri A　　20
Hayek FA von　　54, 75, 76
Hedden T　　94
Hempel C　　105
平沢　一　　15, 61, 118, 129
広瀬徹也　　28, 72, 120, 122

I

市橋秀夫　　28
井口博登　　28, 41, 71
飯田　真（Ihda）　　28, 44, 113, 131

J

Jackson JH　　118
Jaspers K　　39

K

神庭重信　　41
神田橋條治　　75, 161
Karg K　　207
笠原　嘉　　28, 72, 75, 120, 153
加藤　敏　　122
川上憲人　　72
Kendler KS　　207

人名索引

Kielholz P　　15, 19
Kirmayer LJ　　57, 63, 76
Kirsch I　　64
北中淳子　　61
Kitayama S　　92
Kleinman A　　73
Kraepelin E　　11, 59, 68, 210
Kretschmer E　　9, 10, 16, 62
Kuhn R　　67, 166
Kupfer D　　195

L

Lange J　　10, 68

M

丸井清泰　　12
松浪克文　　72, 120, 122
Mayr E　　34, 105
宮本忠雄　　72, 120
Möbius PJ　　68, 130
森　有正　　49
森信　繁　　206
森山成彬　　163
本村啓介　　108, 209
向笠廣次　　12
Müller-Fahlbusch　　113

N

中　脩三　　11, 13
中井久夫　　27, 28
中根千枝　　90
Nisbett RE　　87

O

Okuma T（大熊輝雄）　　113
Osler W　　138
王丸　勇　　11

P

Parker G　　90, 125
Parsons T　　164

Paykel ES　　67
Piaget J　　22, 56
Plomin R　　48, 85
Post R　　114

Q

Quine WVO　　141

R

Russell B　　33, 141
Rutter M　　48, 85

S

Sagan CE　　31
Santarelli L　　203
Schneider K　　39, 59, 68
下田光造　　9, 39, 61, 113, 118, 129
新福尚武　　17
Shweder RA　　84
Spitzer RL　　59, 119, 208
Sullivan HS　　142, 145

T

樽味　伸　　72, 75, 89, 120
Taylor MA　　67
Tellenbach H　　14, 17, 27, 28, 41, 61, 118, 129
Tocqueville AC　　89
Tomasello WM　　84

U

内海　健　　75, 125

V

Vygotsky LS　　81, 84

W

Walters PA　　72
Weaver IC　　206

Y

山岸俊男　85
山下　格　138

吉松和哉　140, 145

Z

Zerssen D von　17, 63

【著者紹介】

神庭重信（かんば・しげのぶ）

1954年福岡県生まれ。
1980年慶應義塾大学医学部卒業。同精神神経科学教室にて研修の後、米国メイヨ・クリニックにて精神科レジデント修了。同アシスタント・プロフェッサーを経て帰国。
1993年慶應義塾大学医学部講師、1996年山梨医科大学（現山梨大学医学部）精神神経医学講座教授。
2003年九州大学大学院医学研究院精神病態医学分野教授、現在に至る。日本うつ病学会理事長、日本精神神経学会副理事長などを務める。
医学博士。
学術書に『気分障害の診療学』（編著、中山書店、2008年）、『精神医学対話』（共編著、弘文堂、2008年）、『現代うつ病の臨床』（共編著、創元社、2009年）、『現代精神医学事典』（共編著、弘文堂、2011年）、『「うつ」の構造』（共編著、弘文堂、2011年）ほか多数。
一般書に『こころと体の対話——精神免疫学の世界』（文春新書、1999年）、『思索と想い——精神医学の小径』（慶應義塾大学出版会、2014年）など。

うつ病の論理と臨床

2014（平成26）年 9 月 30 日　初版 1 刷発行

著者　神庭　重信
発行者　鯉渕　友南
発行所　株式会社　弘文堂　　101-0062　東京都千代田区神田駿河台1の7
　　　TEL 03(3294)4801　　振替 00120-6-53909
　　　http://www.koubundou.co.jp
装幀　松村大輔
印刷　三報社印刷
製本　牧製本印刷

Ⓒ 2014　Shigenobu Kanba.　Printed in Japan.
JCOPY <（社）出版者著作権管理機構　委託出版物>
本書の無断複写は著作権法上での例外を除き禁じられています。複写される場合は、そのつど事前に、（社）出版者著作権管理機構（電話 03-3513-6969、FAX 03-3513-6979、e-mail : info@jcopy.or.jp）の許諾を得てください。
また本書を代行業者等の第三者に依頼してスキャンやデジタル化することは、たとえ個人や家庭内での利用であっても一切認められておりません。

ISBN978-4-335-65164-9

弘文堂刊　●価格は2014年9月現在の本体価格です。別途消費税が加算されます。

現代精神医学事典
加藤・神庭・中谷・武田・鹿島・狩野・市川編　精神医学・精神科医療の必須用語3000余項目を第一線で活躍中の570名の専門家が分担執筆。いま望みうる最新・最良の総合事典。詳細な参考文献一覧，各種索引も完備。　18,000円

精神医学対話
松下・加藤・神庭編　個々の精神疾患や精神症状・症候をめぐる重要テーマを、臨床と基礎研究の第一人者が方法論的に異なる立場から詳細に論じ、さらにそれぞれの視点から双方向的にコメントを加え今後の方向を探る。13,000円

精神科ポケット辞典 新訂版
加藤・保崎・三浦・大塚・浅井監修　精神医療関係者のみならず心理・福祉領域で活躍するスタッフや学生、さらに教育・法曹関係者にも必携。新項目を追加し全体を見直してリニューアルした信頼できるスタンダード。　3,800円

みんなの精神医学用語辞典
松下正明著　わが国精神医学界の第一人者が、コメディカルスタッフや福祉、司法、教育関係者の声に応え、基本となる約1100語を選定し、そのすべてを自ら一人で書き下ろした画期的な精神医学・精神医療の用語辞典。　2,000円

高齢社会と認知症診療
松下正明著　わが国の認知症医学を40年以上にわたってリードしてきた著者が、医療の世界だけではなく社会総体が取り組まなければならない「高齢者と認知症」の問題を見据えて幅広い視野から展開する珠玉の認知症論。3,400円

精神症候学 第2版
濱田秀伯著　患者の症状を観察し、その訴えを聞き取り、病を正確に分類・記述する症候学は臨床医学の基礎として重視される。精神科領域のあらゆる症状をきめ細かく整理・分類した画期的な読む事典。　8,200円

精神病理学臨床講義
濱田秀伯著　115に及ぶ症例をきめ細かく考察し、膨大な数の文献を読み解きながら、症状のとらえ方、診断のプロセス、疾患の概念を明晰かつ精緻に解説する。「心の病」の病理解明をめざす重厚にして華麗な仮想講義録。　6,500円

パンセ・スキゾフレニック
統合失調症の精神病理学

内海　健著　統合失調症の病像は近年とみに軽症化してきたといわれる。一方で、この疾患の病態解明はむしろ停滞している。自己の成立の自明性を解体することを試みつつ統合失調症の病理学の再構築を目指す意欲的論集。3,800円

人の絆の病理と再生
臨床哲学の展開

加藤　敏著　患者の語りに耳を傾け患者を師としつつ、人間について思索する精神科医は、その治療実践を基礎に絆の再生に向けた倫理的課題を担うことを求められる。精神病理学の現場から発せられる臨床哲学のメッセージ。3,400円

「うつ」の構造
神庭重信・内海　健編　現代のうつ病とは何か、いかなる病態の変化があったのか、どのように治療を進めるべきか、精神病理、精神分析、医療人類学、精神薬理、神経生物学の専門家が相互の討議を踏まえ多角的に論じる。　3,200円

生活習慣病としてのうつ病
井原　裕著　変転著しい現代社会のなかで、うつ病患者の多くは、睡眠不足、不規則な生活、過度の飲酒など、生活習慣上の問題を呈している。薬に頼らないうつ病治療の実践を進めつつ、精神科医の臨床力アップを訴える書。3,400円

刑事司法と精神医学
マクノートンから医療観察法へ

中谷陽二著　欧米と日本における刑事司法と精神医学の出会いと交錯の詳細な歴史を踏まえつつ幅広い視点から現状を考察し、心神喪失者等医療観察法の施行、裁判員制度の発足により新時代を迎えた司法精神医学の可能性を探る。3,600円